Docteur ÉMILE BARTHE

Prix Coussi Lrat (spendylite typhoïde)
Prix Bosser Chartier en 1902-1903
Chef de Travaux à l'École Nationale Vétérinaire
de Toulouse

La Spondylite

Typhique

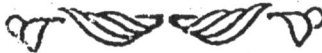

TOULOUSE

Ch. DIRION, LIBRAIRE-ÉDITEUR

22, rue du Taur et rue des Marchands, 33

—

1914

Docteur ÉMILE BARTHE

Prix Gaussail en 1909-1910, 1910-1911
Prix Bascou-Lhuillier en 1912-1913
Chef de Travaux à l'École Nationale Vétérinaire
de Toulouse

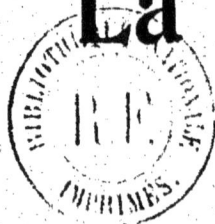

La Spondylite

Typhique

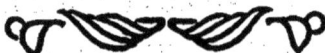

TOULOUSE

Ch. DIRION, LIBRAIRE-ÉDITEUR

22, rue de Metz et rue des Marchands, 33

1914

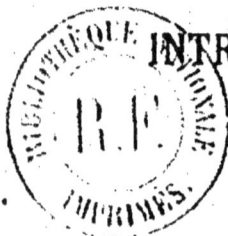

INTRODUCTION

Les complications osseuses survenant au cours ou à la suite d'une fièvre typhoïde sont relativement rares. Les auteurs classiques nous apprennent qu'elles siègent surtout au niveau du tibia et des côtes. Beaucoup plus rarement ces lésions intéressent la colonne vertébrale.

C'est dans la littérature médicale américaine que nous trouvons relatées les premières observations de spondylite typhique. Le premier, Gibney, en 1889, signale son existence et la désigne sous le nom de « typhoïd spine ».

Connue aux États-Unis, sous ce nom, cette complication de la dothiénentérie fut décrite par Quincke, en Allemagne, sous le nom de « spondylitis typhosa », en 1899.

La spondylite typhique est ensuite signalée successivement en Italie (Bonardi, 1901), en Russie (Schmitz, Winokurow, 1901), pendant que les observations publiées se multiplient en Allemagne et en Amérique.

En France aucun cas authentique n'a été publié avant 1911. Et pourtant la spondylite typhique avait été constatée dans notre pays comme le prouve le cas que le professeur Bar, de Lyon, observa dans sa famille et qui fut publié par Pallard, en Suisse, dans la *Revue Médicale de la Suisse Romande*, en 1902.

Le 12 août 1911, Curtillet et Lombard décrivent, dans la *Province Médicale*, le premier cas français de spondylite typhique. Le même jour paraissait, dans le *Progrès Médical*, une observation de Ardin-Delteil et Max Coudray se rapportant à cette maladie. Dès lors, Forestier, Ardin-Delteil, Raymond et Coudray, Verdoux, Auclair et Weissenbach publient, en 1912, de nouvelles observations. En 1913, Philibert, Tapie, Siredey, Mlle de Jong et Million, Favre et Bovier font connaître les dernières observations recueilies jusqu'à ce jour.

Comme on peut le remarquer, les faits connus sont peu nombreux et l'on est frappé par la disproportion qui existe entre les cas de spondylite typhique et les cas de dothiénentérie. La fièvre typhoïde, en effet, sévit en France d'une façon constante et parmi les régions éprouvées notre Midi occupe dans les statistiques une des premières places. Malgré cela les cas de spondylite signalés restent exceptionnels.

Il en est de même dans l'armée ; on y voit la fièvre typhoïde sévir souvent sous forme épidémique, les sujets typhoïdiques sont nombreux, mais les cas compliqués de spondylite restent très rares, bien qu'on ne puisse plus les méconnaître aujourd'hui.

Cependant nous pouvons, grâce à l'obligeance bien connue de M. le docteur Roy, médecin-major de 1re classe, rapporter deux observations de cette affection relevées dès 1911, dans son service, à l'Hôpital militaire de Toulouse.

Ces deux observations inédites, complétées par l'examen radiographique des malades, et réunies à celles déjà publiées constitueront la base de ce travail.

HISTORIQUE

En 1882, Gibney de New-York, observa sur un garçon de 15 ans, convalescent d'une dothiénentérie, un
ensemble de symptômes qui ne lui permirent pas de
poser un diagnostic. En septembre et en octobre 1888
il observe le même syndrôme chez deux typhiques
également convalescents et c'est grâce aux signes cliniques présentés par ces trois cas semblables que Gibney
put en septembre 1889 décrire sous le nom de « Typhoïd spine » une lésion vertébrale consécutive à la
fièvre typhoïde, qu'il localise au niveau du périoste
et des ligaments fibreux du rachis.

« C'est avec une certaine hésitation, disait Gibney,
dans sa communication à la Société d'Orthopédie de
Philadelphie, que je vous soumets ce titre ; je regrette
de ne pouvoir donner un autre nom à l'état que je
vais vous décrire. Une ou deux fois déjà je me suis
servi pour le désigner de l'expression de périspondylite, voulant exprimer qu'il s'agissait d'une inflammation aiguë du périoste et des tissus fibreux qui
maintiennent les différentes pièces de la colonne vertébrale. Dans le compte rendu de la séance on m'a fait

dire : spondylite consécutive à la fièvre typhoïde. Si
je pouvais employer ce terme dans le sens rhumatis-
mal et non dans le sens tuberculeux je ne verrais aucun inconvénient à le conserver, mais comme lorsqu'on se sert du mot spondylite on considère la lésion
comme étant de nature osseuse, je préfère désigner
cette maladie sous le nom de *Typhoid spine*. »

A la suite de cette communication d'autres chirur-
giens américains rapportèrent quelques observations
semblables de cette complication jusque-là confondue
soit avec le mal de Pott, soit avec un ensemble de
phénomènes rachidiens classés sous des rubriques diverses : arthrite vertébrale, pseudo rhumatisme infectieux du rachis, syndrômes méningo-radiculaires, etc.
(Shaffer, George, Jussel). Dans son *Traité de Médecine*,
Pepper relate la même année deux cas analogues.

En 1891 Gibney revient sur le même sujet et public
l'observation d'un malade chez lequel il a fait le diagnostic rétrospectif de « Typhoïd Spine » de la région
cervico-dorsale.

Les années suivantes de nouvelles publications paraissent toujours en Amérique. Des faits semblables
à ceux décrits par Gibney sont rapportés par Eskeridge, Study et Osler. Ce dernier auteur, dans les trois
cas qu'il décrit en 1894-95 ,rejette l'hypothèse d'une
lésion du squelette ou des ligaments vertébraux et
conclut à une névrose post-typhoïdique.

Ces travaux des auteurs américains passèrent, sem-
ble-t-il inaperçus en Allemagne, puisque en 1898

Quincke décrit comme un syndrôme nouveau et sous le nom de « spondylitis typhosa », un ensemble symptomatique se rapportant à une lésion du rachis d'origine typhoïdique analogue à celui observé par Gibney.

Deux ans auparavant, un de ses élèves, Klein, dans sa dissertation inaugurale sur l' « Ostitis typhosa » avait décrit le premier cas connu en Allemagne. Successivement Könitzer, Schanz, Neisser, Kühn publient de nouvelles observations.

Bonardi fait connaître en 1901 le premier cas observé en Italie. La même année Schmitz et Winokurow en Russie rapportent des cas semblables.

L'année suivante (1902) Pallard en Suisse relate deux cas, l'un personnel et l'autre communiqué par le professeur Bar, de Lyon.

A partir de 1902 de nombreux travaux d'ensemble parus à l'étranger font bien connaître cette affection. Le premier, celui de Lord en 1902 réunit 26 observations. Trois ans plus tard en 1905 Flüss réussit à grouper 42 cas. Dans le travail de Silver paru en 1907 le chiffre d'observations connues s'élève à 67. Halpenny en 1909 au Congrès de Budapest fait une bonne étude de la spondylite typhique qu'il base sur 72 cas.

En novembre 1910 Frick avec 3 cas personnels cite 80 observations connues. Au mois de décembre de la même année B. Potter à l'occasion d'un cas personnel

rapporté par lui le 24 juin 1910 réunit 84 cas de spondylite post-typhoïdique.

Dans ces travaux d'ensemble sont naturellement
comprises de nombreuses observations parues depuis
1902 et publiées isolément soit en Amérique, soit en
Allemagne et dont la plupart sont citées et résumées
dans le présent travail.

Il est intéressant de signaler que dans ces travaux
ne figure aucune observation française, sauf le cas de
Bar cité par Pallard en Suisse (1902). Lance dans une
très bonne revue d'ensemble parue en 1911 dans la
Gazette des Hôpitaux fait remarquer également qu'aucune observation n'a été publiée en France et qu'on
ne trouve dans la littérature médicale française que le
travail d'analyse de Cheinisse paru dans la *Semaine
Médicale* de novembre 1903 et l'étude de Labeyrie publiée dans la *Gazette des Hôpitaux* en 1905.

La première observation française connue est celle
de Curtillet et Lombard publiée le 12 août 1911. Puis
viennent celles d'Ardin Delteil et Max Coudray (1911)
de Forestier, Ardin-Delteil, Raynaud et Coudray, Auclair et Weissembach, Verdoux (1912). Bonhoure,
dans sa thèse soutenue en 1912 n'apporte pas de faits
nouveaux mais donne une très bonne étude de la question, principalement au point de vue radiographique.

En 1913 nous devons citer avec la thèse de Gaudefroy qui ne nous fait connaître aucun cas inédit, les
observations de Philibert, de Tapie, de Siredey, Mlle
de Jong et Billion, de Favre et Bovier.

DÉFINITION

D'après son étymologie le terme de spondylite désigne une inflammation aiguë ou chronique des vertèbres. La spondylite typhique serait donc une inflammation des vertèbres survenant à l'occasion d'une fièvre typhoïde et reconnaissant l'infection éberthienne comme cause. En réalité on doit donner au terme de spondylite une plus grande extension. Déjà Gibney n'admettait ce mot que sous réserve de désigner par ce terme une lésion inflammatoire siégeant au niveau du périoste et des tissus fibreux péri-vertébraux. Depuis, et c'est ce qui la distingue anatomiquement de l'ostéomyélite vertébrale, nous avons appris qu'au cours de la spondylite typhique les lésions siègent principalement sur le disque intervertébral, le périoste et les tissus fibreux périvertébraux ; les lésions du corps des vertèbres sont inconstantes et moins prononcées, de sorte que les termes de périspondylite ou de spondylarthrite répondraient plus exactement à la réalité.

Nous définirons donc la spondylite typhique, une localisation vertébrale de l'infection éberthienne caractérisée anatomiquement par des lésions siégeant surtout au niveau des tissus périvertébraux (périoste, trousseaux fibreux, ligaments) ou des disques intervertébraux et cliniquement par un syndrôme douloureux dû à l'irritation des nerfs rachidiens au niveau des vertèbres lésées.

ETIOLOGIE

———

La présence du bacille d'Eberth dans la moelle osseuse au cours de la dothiénentérie est un fait bien connu. Sa présence dans les corps vertébraux a été démontrée par les recherches déjà anciennes de Frœnkel qui retrouve le bacille d'Eberth à l'état de pureté dans les vertèbres d'individus morts de fièvre typhoïde. Quincke et Stühler l'y rencontrent huit fois, sur neuf cas mortels de dothiénentérie. (Lance.)

Parfois, à côté du bacille d'Eberth, les recherches bactériologiques mettent en évidence d'autres microbes, pneumocoques, staphylocoques, etc., ce qui permet de prévoir le rôle important que pourront jouer ces associations microbiennes dans l'épaisseur du rachis.

En général, c'est en pleine convalescence et au déclin de la fièvre typhoïde que se révèle la spondylite. On ne cite qu'un cas de Josephowitch où la spondylite fut la première manifestation de l'infection éberthienne, une sorte de localisation primitive de la dothiénentérie.

Inversement la spondylite dans quelques cas s'est

montrée très longtemps après la guérison de la fièvre typhoïde ce qui s'explique par la longévité du bacille d'Eberth dans les tissus de l'organisme (Frick).

Parfois il n'existe pas de cause occasionnelle apparente, le malade étant atteint de spondylite sans qu'il se soit levé depuis sa dothiénentérie. Plus souvent, un traumatisme, une chute, un faux pas, un exercice violent, une fatigue, le froid déterminent l'apparition de la spondylite.

La maladie est plus fréquemment observée chez l'homme que chez la femme (huit fois sur dix) ce qui s'explique jusqu'à un certain point par le rôle que joue la cause occasionnelle.

Ce sont les sujets âgés de 25 à 35 ans qui sont le plus souvent atteints. La maladie est exceptionnelle avant dix ans et rare après 40 ans tout comme la dothiénentérie elle-même. La profession semble jouer un rôle important, les cavaliers et ceux qui d'une manière générale fatiguent beaucoup leur colonne vertébrale y sont particulièrement prédisposés.

Les formes bénignes de la fièvre typhoïde se compliquent rarement de spondylite. Ce sont surtout les formes moyennes ou graves qui sont suivies de cette complication.

ANATOMIE PATHOLOGIQUE

La guérison des malades atteints de spondylite typhique étant le règle, les lésions de cette affection n'ont
pu être étudiées sur le cadavre. Il n'existe pas d'autopsie connue ; on ne peut pas citer le cas de Schaffer,
rapporté en 1889, dans lequel les renseignements cliniques ne sont pas décrits d'une manière détaillée
comme un cas indéniable de spondylite typhique. D'autre part, l'autopsie ne fut pas pratiquée par Schaffer
lui-même et les résultats qu'il en donne achèvent d'enlever par leur imprécision toute valeur scientifique à
ce document. Il se borne à dire que l'examen des
lésions a montré « une périostite considérable de
l'épine dorsale et une lésion obscure de la moelle ».

Le contrôle indiscutable de l'examen direct des lésions faisant défaut, on comprend aisément les diver-
gences des premiers auteurs qui se sont occupés de la
question anatomo-pathologique et l'on n'est pas sur-
pris de voir Gibney affirmer l'existence de lésions de
périspondylite, tandis que Osler est convaincu qu'il
s'agit d'une simple névrose sans lésions organiques.

Actuellement, la radiographie a solutionné la question en faveur de ceux qui soutenaient la théorie de la réalité de lésions intéressant les organes malades. La netteté des épreuves radiographiques ne permet plus aucun doute à cet égard et montre des lésions si apparentes du rachis qu'Osler lui-même, d'après l'article de Halpenny et Mac Intyre, admet la possibilité de lésions vertébrales dans certains cas de spondylite typhique.

Les lésions qu'on a pu observer, grâce à l'examen radiographique, intéressent le disque cartilagineux intervertébral, la vertèbre et les tissus périvertébraux. C'est dans cet ordre que nous allons les décrire successivement :

1° *Disque cartilagineux intervertébral.* — Il est lésé dans la majorité des cas de spondylite typhique. Sur la radiographie d'une colonne vertébrale d'un sujet en bonne santé, ce disque se traduit par un espace clair assez épais, séparant deux corps vertébraux voisins. Au cours de la spondylite on peut voir cet espace clair s'amincir jusqu'à disparition totale, traduisant ainsi l'amincissement progressif du disque intervertébral en voie de disparition.

Dans certains cas, au lieu de s'amincir jusqu'à disparition, cet espace clair s'opacifie de plus en plus et finit par se confondre avec la masse des deux corps vertébraux voisins. Tandis que dans le premier cas on doit admettre un processus destructif, usant le disque cartilagineux, dans le second, on doit penser à un processus ossificateur évoluant vers la soudure et l'ankylose des deux vertèbres adjacentes.

2° *Corps vertébraux*. — Leurs lésions sont moins constantes et plus difficiles à apprécier. Suivant que l'ostéite dont ils sont le siège affecte la forme raréfiante ou la forme condensante, leur opacité radiographique normale diminue ou augmente. Le bord de ces corps vertébraux en continuité directe avec le disque cartilagineux lésé se montre plus ou moins net et distinct d'après la forme d'ostéite, laquelle siège surtout à ce niveau.

Normalement, la face externe des corps vertébraux est concave en dehors — on peut voir au cours de la spondylite cette concavité se combler et même être remplacée par une convexité externe.

3° *Tissus périvertébraux*. — Le périoste, les ligaments rachidiens, le tissu fibreux périvertébral, les muscles voisins s'enflamment en même temps que le disque cartilagineux et la vertèbre, constituant parfois une masse volumineuse, sensible à la palpation à travers la paroi abdominale (?) Quincke attribue à la prolifération du périoste les symptômes douloureux de radiculite.

———

PATHOGÉNIE

Si imparfaite que soit l'étude des lésions basée seulement sur des constatations radiographiques elle nous permet de saisir le mécanisme suivant lequel l'infection éberthienne agit pour produire les symptômes spéciaux de la spondylite typhique.

La lésion initiale, fondamentale est une lésion vertébrale dont le siège peut varier, mais qui, si réduite qu'elle puisse être devient le point de départ d'un état d'irritation inflammatoire se propageant de proche en proche aux tissus voisins et déterminant grâce au voisinage des nerfs rachidiens un syndrome douloureux particulier. Ces douleurs dominant la scène symptômatologique ont été expliquées par Quincke par l'épaississement du périoste enflammé déterminant au niveau des trous de conjugaison la compression de certaines racines rachidiennes. Virchowsky fait entrer en ligne de compte dans l'explication de ces douleurs, l'irritation des méninges rachidiennes voisines due à l'ostéopériostite des corps vertébraux sans qu'on puisse savoir si cette propagation du processus inflammatoire aux méninges se fait à travers la dure-mère directement appliquée sur la colonne enflammée ou remonte en suivant la gaine du nerf spinal comprimé.

Nous avons vu qu'au cours de la dothiénentérie le bacille d'Erbeth existe dans la moelle osseuse des vertèbres et de tous les os en général (Fraenkel). La localisation de la spondylite typhique au niveau de la région lombaire est la règle et semble reconnaître pour cause une plus grande mobilité de cette partie du rachis. En outre la région lombaire est le centre de l'axe vertébral où d'une façon permanente entrent en conflit pour s'y neutraliser des forces de sens contraire, poids du corps et de la tête d'une part, impulsions communiquées par les membres inférieurs d'autre part. Les mouvements étendus de la colonne lombaire, les pressions constantes qui s'exercent à ce niveau dans la station debout, dans la position assise et à l'occasion de chaque mouvement que le malade effectue dans son lit, sont la cause permanente de traumatisme répétés, qui, si légers qu'ils puissent être, ne peuvent que favoriser à la longue l'action des germes infectieux.

Enfin les vertèbres lombaires sont les plus volumineuses. Uniquement constituées par du tissu osseux spongieux elles sont très riches en moelle osseuse offrant ainsi un vaste champ d'ensemencement aux bacilles d'Eberth charriés par le courant sanguin. Les bacilles trouveront dans les aréoles de ce tissu spongieux un milieu favorable à leur nutrition et une circulation ralentie qui leur permettra de pulluler en toute sécurité Nous voyons ainsi les conditions anatomo-physiologiques se combiner aux conditions mécaniques pour favoriser la localisation lombaire de l'infection éberthienne.

D'après la prédominance des lésions étudiées au chapitre précédent il est intéressant de remarquer que, le périoste étant mis à part, ce sont les tissus avasculaires (disques intervertébraux) ou des tissus très peu vascularisés (ligaments rachidiens, tissus fibreux périvertébraux) qui sont les plus atteints. Tous les auteurs s'accordent en effet pour reconnaître que les lésions d'ostéite sont peu accentuées, comparées aux lésions des tissus voisins.

ÉTUDE RADIOGRAPHIQUE

La situation profonde des parties atteintes dans la spondylite typhique, l'impossibilité à peu près absolue de préciser suffisamment par l'examen et l'exploration des régions malades, le siège, la nature et le degré des lésions fait saisir toute l'utilité de l'étude radiographique convenablement réalisée.

La radiographie nous renseigne non seulement sur l'anatomie pathologique de la région malade, mais encore nous pouvons, grâce à ses indications bien interprétées, confirmer ou rectifier le diagnostic ; elle nous fournit des éléments qui nous permettent d'apprécier plus exactement le pronostic de la maladie ; enfin, des lésions constatées des déviations ou déformations rendues apparentes sur l'épreuve radiographique, nous pouvons aisément déduire le mode de traitement qui convient. Ainsi, la radiographie appliquée à l'étude de la spondylite typhique nous apparaît comme une impérieuse nécessité à laquelle on ne doit pas se soustraire, toutes les fois que cet examen radiographique est réalisable dans le milieu où se trouve le malade.

Obtenir une bonne épreuve radiographique de la

colonne vertébrale n'est pas toujours facilement réalisable, même lorsqu'on dispose des appareils nécessai-
res à cette opération ; le malade souffre parfois tellement qu'il ne peut pas toujours s'immobiliser pendant le temps nécessaire à la pose et les épreuves ainsi
obtenues ne sont pas nettes. D'autre part, les lésions
minimes du début peuvent passer inaperçues et l'on
s'explique ainsi les résultats négatifs publiés par diffé-
rents auteurs qui avaient pratiqué la radiographie sur
leurs malades atteints de spondylite. Une première
épreuve négative ne doit pas faire conclure à l'absence
des lésions et l'on cite à ce sujet l'exemple de Bowdith-
Potter, qui dut radiographier son malade à trois reprises différentes pour mettre bien en évidence la lésion
vertébrale. Il est probable que si dans tous les cas où
le malade a été radiographié on avait fait preuve de la
même persévérance que Potter, le nombre des résultats
négatifs serait notablement diminué. En effet, la radiographie a été appliquée jusqu'à ce jour à 37 cas de
spondylite typhique. Or, les rayons X ont montré
dans 32 cas la réalité de lésions organiques, de sorte
que si l'on tient compte de la difficulté d'obtenir une
bonne radiographie et de celle plus grande encore que
l'on éprouve dans l'interprétation d'une épreuve peu
nette lorsque les lésions sont minimes, on est en droit
de conclure que les lésions organiques sont toujours
présentes et que seul un défaut de technique ne permet pas de voir une lésion peu prononcée.

D'autre part on ne doit pas oublier que les lésions

absentes parfois au début, durant la période aiguë de la maladie, apparaissent quelque temps après ainsi que le démontrent les examens successifs.

C'est Cusller qui, le 22 mai 1901, eut le premier l'idée d'examiner aux rayons X un sujet atteint de spondylite typhique en vue de confirmer le diagnostic de lésion vertébrale. Il obtint un résultat négatif, la colonne vertébrale du malade donnant exactement la même image que la colonne d'un individu sain. Avant lui, Lowet et Withington avaient aperçu des lésions osseuses nettes aux rayons X en 1899 chez un médecin malade présentant une réaction de Widal positive et une réaction à la tuberculine négative.

Puis Pallard, en 1902, signale un autre cas négatif. Chez un malade de Mac Crae, la radiographie, cent vingt jours après le début de la spondylite, « montre sur le côté droit du rachis entre les deuxième et troisième vertèbres lombaires, l'existence d'un dépôt osseux, dans l'espace intervertébral. Il semblait y avoir une infiltration osseuse du ligament latéral, unissant ainsi intimement les deux vertèbres ».

Chez un second malade de Mac Crae la radiographie montre le 9 décembre 1905, onze jours après le début de la maladie, « un dépôt de tissu osseux organisé, comblant entièrement l'espace intervertébral entre la quatrième et cinquième lombaire et empiétant de chaque côté de ces vertèbres. Ce tissus osseux paraît entourer complètement le disque intervertébral et les ligaments latéraux ».

Le 30 janvier 1906, la radiographie du même malade révèle « l'empiétement du tissu osseux sur le côté droit de l'espace intervertébral entre la troisième et la quatrième lombaire, ce qui suggérait l'idée que le processus d'ossification s'était étendu ».

Wickery, Wilson constatent également en 1906 la présence de lésions vertébrales au moyen de la radiographie.

En 1907, Myers constate la synostose de deux vertèbres voisines. Silver note l'absence du disque intervertébral compris entre les quatrième et cinquième vertèbres lombaires.

Conner observa en 1908, le trentième jour de la spondylite qu'une ombre très nette remplissait complètement le disque intervertébral compris entre les 4e et 5e vertèbres lombaires.

Rock Carling et King en 1909 observent sur une radiographie faite le 17 octobre « une ombre très forte sur les corps des neuvième, dixième, onzième vertèbres dorsales s'étendant latéralement au delà de la limite normale ».

Trois semaines après, chez le même malade, on voyait les modifications suivantes : « les ombres paraissaient un peu moins foncées, mais il semblait que le processus s'était étendu vers les articulations costo-vertébrales ».

Goddu signale une lésion de la douzième dorsale et de la première lombaire ; Josephowitch, en 1909, trouve chez quatre de ses malades les lésions localisées au niveau des troisième et quatrième lombaires, avec maximum sur le cartilage intervertébral. Celui-ci disparaissait progressivement en même temps que se rétrécissait la fente intervertébrale. Le tissu osseux des vertèbres beaucoup moins lésé était modifié surtout au voisinage du disque cartilagineux. Les ligaments rachidiens s'ossifiaient parfois .

En 1910, Potter fit radiographier quatre fois le même malade. Ce ne fut que la troisième épreuve prise vingt et un jours après le début qui montra « une lésion bien définie dans le disque intervertébral entre la dixième et la onzième vertèbre dorsale ». Cet espace clair était réduit de moitié et le bord supérieur de la onzième dorsale se montrait irrégulier et peu net.

Verdoux, en 1910, constate trois mois après le début de la spondylite la disparition de l'espace clair séparant la quatrième de la cinquième lombaire.

Curtillet et Lombard observent cent quatre-vingt jours après le début de la spondylite la réduction à une ligne étroite et sinueuse de l'espace intervertébral séparant la quatrième de la cinquième lombaire. Les bords inférieur de la quatrième et supérieur de la cinquième sont irréguliers, dentelés, peu nets.

Ardin Delteil, Raynaud et Coudray, en 1911, examinent deux épreuves radiographiques prises le onzième et le vingt-quatrième jour de la maladie. Ils notent que « les espaces intervertébraux compris entre la troisième et la quatrième lombaire et la quatrième et la cinquième, ne présentent pas des échancrures latérales que l'on observe à l'état normal ; les échancrures sont notamment tout à fait comblées dans l'espace compris entre la quatrième et la cinquième lombaire. De plus, le bord supérieur de la cinquième lombaire est flou et ne présente pas sous la forme de la ligne très nette que l'on observe pour les autres vertèbres. Notons que le ménisque intervertébral ne paraît pas aminci, qu'il n'y a pas de tassement de la colonne ».

Vingt jours après le début d'une spondylite dans un cas d'Auclair et Weissenbach, une radiographie faite par le docteur Aubourg montre « une déviation à droite du rachis sur les première, deuxième et troisième lombaires comme si le disque intervertébral était diminué de volume du côté droit ; en effet, la quatrième lombaire est bien horizontale ».

Deux mois plus tard, une seconde épreuve montre que les lésions siègent sur les troisième, quatrième et cinquième vertèbres lombaires ; les espaces intervertébraux entre les troisième, quatrième et cinquième lombaires sont opaques et mal délimités. Les corps vertébraux troisième, quatrième et cinquième sont moins transparents que les corps un et deux. « On dirait qu'ils sont entourés d'une gangue ; il s'agit d'une gangue organisée puisque le rayonnement est arrêté à son niveau. »

Chez le même malade, une troisième épreuve faite deux mois plus tard montre toujours la même disparition des disques intervertébraux 3-4 et 4-5 et la même organisation périvertébrale autour des troisième, quatrième et cinquième vertèbres lombaires. « On a l'impression d'une périostite plutôt que d'une ostéite. »

Ce rapide historique de l'étude radiographique au cours de la spondylite typhique nous montre que les lésions siègent par ordre de fréquence au niveau des disques cartilagineux intervertébraux, sur le tissu fibreux périvertébral et accessoirement sur le corps des vertèbres.

A l'état normal, sur les radiographies de la région lombaire, le disque cartilagineux se montre sous forme d'un espace clair rectangulaire dont la hauteur représente à peu près le tiers de la hauteur du corps de la vertèbre voisine. Ces espaces clairs sont nettement limités en haut et en bas par des ombres rectangulaires elles aussi et représentant les corps vertébraux. L'arc vertébral postérieur facilement reconnaissable par sa forme, ses contours et son opacité moindre que celle des corps vertébraux vient se projeter au niveau des espaces clairs intervertébraux.

Comme nous l'avons exposé à l'étude des lésions, cet espace clair peut diminuer d'épaisseur jusqu'à disparition ou être envahi par des lignes sombres trahissant la formation d'aiguilles osseuses aboutissant à l'ankylose des deux vertèbres adjacentes.

L'usure du cartilage intervertébral peut se produire d'un seul côté seulement entraînant ainsi une déviation de la colonne qu'il ne faut pas confondre avec la déviation due à la contracture musculaire.

Le tissu périvertébral se montre surtout intéressé à hauteur des disques lésés. En outre les ligaments, les apophyses transverses, le corps vertébral lui-même se montrent parfois englobés dans une zône d'ossification comblant entièrement l'espace costo-ilio-vertébral.

Les corps vertébraux se montrent rarement modifiés. Le plus souvent ce sont les bords en contact avec le disque lésé qui se montrent plus opaques, densifiés, à contours irréguliers, peu nets.

L'ostéite condensante est difficile à apprécier à cause de la présence de la gangue organisée périvertébrale. L'ostéite raréfiante n'a été signalée que dans un cas de Wilson,

SYMPTOMES

Le premier symptôme, celui qui révèle le début de la spondylite typhique est la douleur. Elle survient le plus souvent au cours de la convalescence ou pendant la défervescence de la fièvre typhoïde, parfois long-temps après la guérison, rarement dans les premières périodes de la dothiénentérie.

Cette douleur est tout d'abord localisée à la région lombaire ou dorsale inférieure, siégeant au même niveau que les lésions. On ne l'a observée que deux fois au niveau de la région cervicale (Osler et Gibney). Bien limitée au début, on ne tarde pas à voir apparaî-tre des douleurs irradiées, propagées aux régions voi-sines ou éloignées révélant la propagation de l'inflam-mation à l'enveloppe méningée ou la compression et l'irritation des racines nerveuses.

Exceptionnellement la douleur débute brusquement. Le plus souvent le malade s'est déjà plaint de douleurs sourdes, peu accentuées dans le dos, les reins, la han-che, douleurs qui n'obligent pas le malade à suspendre ses occupations. Puis, subitement à l'occasion d'un traumatisme, d'une fatigue, d'un exercice violent, les douleurs s'exagèrent, deviennent très vives, intolérables et obligent le patient à s'immobiliser au lit. Tout mouvement en effet accentue ces douleurs qui au repos sont continues et présentent des exacerbations, des crises paroxystiques.

L'apparition des douleurs coexiste parfois avec une élévation de la température. Dans d'autres cas le malade reste apyrétique.

Les douleurs irradiées existent dans la majorité des cas (90 %). Ce sont les douleurs à point de départ lombaire en ceinture ou hémiceinture, se propageant dans diverses directions vers le bassin, les testicules, les aines, les hanches et les membres inférieurs. Ces douleurs irradiées peuvent faire errer le diagnostic au début et se caractérisent par ce fait que, en dépit de leur intensité, la pression sur le trajet des nerfs n'est point douloureuse; il ne s'agit pas, en effet, de douleurs reconnaissant pour cause une altération des nerfs périphériques mais de douleurs d'origine centrale ou radiculaire.

Aucun sédatif, si ce n'est la morphine à haute dose, ne réussit à calmer cette douleur qui arrache des cris au malade et a nécessité dans un cas de Carling, cité par Lance, l'emploi du chloroforme. Le moindre choc, la plus légère pression, le mouvement le plus réduit l'exagèrent au point que le malade refuse parfois de se laisser examiner.

Lorsque les douleurs spontanées sont suffisamment atténuées pour permettre l'exploration on constate habituellement que la percussion et la pression exercées au niveau des apophyses épineuses des vertèbres lésées provoquent une exagération de la douleur qui permet de préciser le diagnostic exact du siège de la lésion vertébrale.

De même la palpation des corps vertébraux à travers la paroi abdominale, la pression exercée sur les apophyses transverses d'un seul ou des deux côtés, les pressions fortes exercées sur la tête, les épaules et les talons, réveillent souvent une douleur atténuée ou déjà disparue

La se sibilité objective se montre fréquemment altérée. Tantôt ce sont des zones d'hyperesthésie cutanée distribuées suivant un trajet radiculaire, tantôt ce sont des phénomènes de paresthésie ou d'anesthésie qui sont observés. Le plus souvent les réflexes rotuliens sont exagérés ; on a noté également l'exagération des réflexes achilléens, le clonus du pied mais jamais le signe de Babinski. Parfois la spondylite évolue sans que le malade présente aucun trouble dans l'état de ses réflexes.

Winokurow et Tapie ont cité chacun un cas de spondylite s'accompagnant de parésie et d'atrophie musculaire légère des membres inférieurs.

Les troubles sphinctériens n'ont jamais été signalés.

Dans quelques cas on constate des signes plus ou moins prononcés d'irritation méningée : signe de Kernig, raideur de la nuque, hypertension du liquide rachidien avec hyperalbuminose ; la ponction lombaire entraîne alors avec la décompression une amélioration rapide des symptômes douloureux. Mais ces faits sont jusqu'ici exceptionnels et non mentionnés dans la grande majorité des observations de spondylite typhique.

L'examen méthodique de la colonne vertébrale montre que les 2e, 3e, 4e, et 5e vertèbres lombaires sont celles qui se montrent le plus souvent sensibles à la percussion et à la pression de leurs apophyses épineuses. Souvent leurs apophyses transverses se montrent également douloureuses d'un seul côté ou des deux à la fois. Parfois la palpation profonde, à travers la paroi abdominale antérieure permet de mettre en évidence une sensibilité anormale des corps vertébraux lésés ou décèle une augmentation de volume de ces corps vertébraux entourés de tissus enflammés, l'ensemble constituant une tuméfaction diffuse, sensible à la palpation .Cet empâtement inflammatoire peut également exister en arrière des corps vertébraux et masquer plus ou moins complètement la courbure normale de la colonne lombaire.

Les douleurs plus ou moins vives entraînent dans tous les cas une contracture considérable des muscles des gouttières vertébrales. Parfois les muscles abdominaux eux-mêmes sont contracturés et s'opposent à toute exploration du rachis à travers la paroi abdominale. Les masses musculaires contracturées sont dures, saillantes, entraînant une rigidité absolue de la colonne vertébrale immobilisée dans la rectitude ou suivant une déformation variable. Le malade se meut tout d'une pièce ; le rachis ne peut effectuer le moindre mouvement de flexion, d'extension ou de torsion. Pour ramasser un objet à terre le patient se comporte comme un poltique, il prend de grandes précautions pour s'asseoir, se relever et se tourner sur le côté lorsqu'il est dans son lit. Sa démarche est raide, son attitude soudée.

À l'examen, la colonne vertébrale présente des déformations variables reconnaissant une double cause ; ou bien ces déviations sont dues à une lésion de la vertèbre, du disque intervertébral ou des ligaments rachidiens, ou bien elles sont attribuables à des troubles musculaires, contracture partielle, unilatérale ou dégénérescence de certains muscles. On observe ainsi des scolioses plus ou moins accentués disparaissant complètement dans la suite si elles sont dues à une simple contracture musculaire, s'atténuant seulement si à la contracture musculaire, s'ajoute comme cause une lésion osseuse ou une usure du disque intervertébral, à moins qu'un traitement rationnel ne corrige à temps la déviation.

La cyphose est relativement fréquente, réduite parfois à une légère proéminence des apophyses épineuses des vertèbres lésées, d'autre fois beaucoup plus prononcée.

La lordose a été également signalée. Chez un malade d'Ardin-Delteil et Max Coudray, cette lordose était si considérable qu'elle avait fait porter à un moment le

diagnostic de tumeur abdominale. Dans un cas de Verdoux on passait aisément le poing entre le plan du
lit et la région lombaire de la malade.

En résumé les principaux symptômes de la spondylite typhique sont les suivants :

1° La douleur ;

2° Les troubles nerveux radiculaires et parfois mé-
ningés ;

3° La contracture musculaire et la rigidité de la colonne vertébrale ;

4° Les déviations diverses de la colonne vertébrale ;

5° Les lésions vertébrales que l'examen radiographique seul permet d'affirmer.

A ces divers symptômes que l'on retrouve presque
dans tous les cas de spondylite typhique s'ajoute quel-
quefois de l'hyperthermie tantôt légère tantôt très accentuée manquant complètement dans 50 % des observations. Lorsqu'elle existe elle oscille entre 38 et 40°,
se montre très irrégulière, sa courbe étant parfois pa-
rallèle à l'intensité des phénomènes douloureux. Il est
évident que cette hyperthermie traduit le processus inflammatoire qui se produit au niveau de la vertèbre ou
des tissus périvertébraux.

Le pouls subit les mêmes fluctuations que la température. L'état général est peu touché au cours de la
spondylite. Mais l'intensité des souffrances supportées
par le malade, leur persistance empêchant tout sommeil et tout repos, l'immobilisation durable imposée
par ces douleurs que tout mouvement exagère, ne tar-

dent pas à déprimer le moral du patient dont l'état psychique devient alarmant.

La séro-réaction de Widal pratiquée au cours de la spondylite typhique s'est montrée toujours positive sauf dans un cas de Mac Crae dans lequel l'hémoculture avait permis d'isoler le « paracolibacille. »

L'hémoculture pratiquée à toutes les périodes de la maladie est toujours restée négative.

Lowet appliqua le premier la numération des globules à cette affection mais il ne compte que 7.450 globules blancs par millimètre cube de sang. Depuis certains auteurs (Mac Crae, Cower, Frick, Potter, Halpenny, Auclair et Weissenbach) ont trouvé une hyperleucocytose variant de 10,000 à 17,500 globules blancs donc 84 % de polynucléaires.

Les résultats de la ponction lombaire sont contradictoires. Tandis qu'Auclair et Weissenbach recueillent un liquide clair, sans hyperalbuminose, réduisant la liqueur de Fehling et ne présentant pas de réaction cellulaire, Ardin-Delteil, Raynaud et Coudray trouvent un liquide présentant une hypertension énorme, hyperalbumineux, sans réaction cellulaire. L'ensemencement de ce liquide, normal dans le cas d'Auclair et Weissenbach, modifié dans l'observation de Ardin-Delteil, Raynaud et Coudray, est toujours resté négatif.

FORMES CLINIQUES

Dans leur étude générale des spondylites infectieuses Ardin-Delteil, M. Raynaud et Max Coudray considèrent deux formes cliniques principales de spondylites, la forme atténuée et la forme grave.

Cette classification paraît convenir à la spondylite typhique :

Forme atténuée. — L'inflammation porte principalement sur les disques intervertébraux et l'appareil ligamenteux périvertébral. L'infection lèche le squelette comme l'écrivent les auteurs précités. L'examen radiographique ne donne rien ou révèle des lésions à peine marquées. La symptomatologie de cette forme peut comprendre tous les signes de la spondylite. Ce qui la caractérise est son évolution rapide, la guérison se faisant en peu de temps et d'une façon complète.

Forme grave. — Les lésions précédentes peuvent exister mais le processus d'ostéite devient plus important. Ces cas, véritables ostéoarthrites « aboutissent à une ankylose limitée de la colonne vertébrale par ossification progressive du revêtement ligamenteux

— 44 —

chroniquement enflammé à des déformations et
à des déviations définitives du rachis, liées à la nécrose
des corps vertébraux et aux graves lésions du ménisque interarticulaire. » L'évolution de ces formes graves est chronique, longue ; la radiographie montre
des lésions considérables au niveau du rachis et la guérison qui se fait lentement peut rester incomplète.

ÉVOLUTION

La spondylite typique affecte en général une évolution lente. Elle peut cependant guérir après une période aiguë de courte durée. Parfois elle présente une marche insidieuse aboutissant ou non au bout d'un temps plus ou moins long à des douleurs très vives. Le plus souvent elle évolue par poussées aiguës alternant avec des périodes de rémission.

Sa durée totale oscillerait d'après Lance entre un moins et deux ans au plus. Habituellement elle dure de 3 mois à un an. Sa durée dépend d'ailleurs beaucoup du moment où l'on intervient par un traitement approprié.

DIAGNOSTIC

Lorsque la spondylite typhique se déclare après une fièvre typhoïde son diagnostic est facile pour celui qui connaît la possibilité de cette complication et ses principaux symptômes. Le siège des douleurs, leur caractère, l'attitude du malade, la contracture, la rigidité de la colonne vertébrale sont des signes suffisants pour mettre sur la voie du diagnostic, qu'on peut d'ailleurs vérifier et compléter par l'examen radiographique, la recherche de la séro-réaction de Widal et la ponction lombaire.

Les affections avec lesquelles on a longtemps confondu la spondylite typhique sont assez nombreuses :

Le lumbago. — On se trouve en présence de douleurs musculaires que les mouvements font apparaître, non irradiées à distance, et qui disparaissent rapidement sous l'influence du traitement. Il n'existe pas de lésion vertébrale.

Rhumatisme articulaire franc. — Les points sensibles sont exactement localisés au niveau des apophy-

ses articulaires. Il n'existe pas de douleurs irradiées ;
on note d'autres arthrites rhumatismales en divers
points de l'organisme. Le traitement salicylé amène la
guérison rapide.

Pseudo-rhumatisme infectieux. — Il siège le plus
souvent au niveau de la région cervicale et passe facilement d'une articulation à une autre, il ne détermine
pas de lésion osseuse et guérit en quelques semaines
d'une façon complète.

Ostéomyélite atténuées. — Elles surviennent après
une pneumonie, pleurésie purulente, scarlatine, rougeole, etc., dans les mêmes conditions que la spondylite succédant à la fièvre typhoïde. Leurs symptômes
sont exactement les mêmes que dans la complication
de la fièvre typhoïde que nous étudions (douleurs ostéo-articulaires rachidiennes, douleurs irradiées, con-
tractures, rigidité vertébrale, etc.) et le diagnostic dif-
férentiel est parfois difficile en n'envisageant que les
signes cliniques. Les antécédents du malade aideront
à faire le diagnostic que l'on pourra vérifier par la recherche de la séro-réaction de Widal et la radiographie.

Ostéomyélite vertébrale aiguë. — Les phénomènes
locaux sont très intenses ; il existe un œdème local
parfois énorme rapidement remplacé par des signes de
collection purulente ; le début est brusque, avec de
grands frissons, fièvre élevée et gravité extrême. L'affection est assez rare.

Mal de Pott. — Il se montre le plus souvent chez les malades dont les antécédents personnels ou héréditaires sont entachés de tuberculose ; l'interrogatoire du malade montre que son mal a débuté depuis longtemps par des douleurs plus ou moins vives survenant dans l'accomplissement de certains mouvements. Sa colonne vertébrale était rigide. On ne note pas de fièvre typhoïde récente.

Le mal de Pott présente une marche très lente ; il évolue sans fièvre ; la radiographie montre même au début l'existence de lésions de carie osseuse étendues.

La guérison ne survient pas rapidement par immobilisation comme dans la spondylite typhique. L'intradermo-réaction est positive.

Sciatique. — Les douleurs sont moins intenses et se montrent nettement limitées au territoire du sciatique tandis que dans la spondylite elles irradient en des points ou le sciatique ne peut-être incriminé. On retrouve dans le cas de sciatique les points de Valleix et le signe de Lassègue.

Lorsque la scoliose existe dans la sciatique sa concavité est tournée du côté du membre sain. Dans la spondylite c'est le contraire la concavité de la scoliose étant tournée du côté du membre douloureux.

Les sciatiques vraies de la fièvre typhoïde sont dues en général à des névrites bilatérales. Dans la spondylite les douleurs prédominent toujours d'un côté si elles intéressent les deux membres inférieurs.

Radiculite infectieuse et méningite rachidienne. — Le diagnostic est assez délicat car dans la spondylite ces deux affections sont retrouvées. En somme il s'agit de faire un diagnostic pathogénique ; il faut savoir si ces affections sont primitives ou si elles sont secondaires aux lésions de la spondylite. Pour cela il faut rechercher soigneusement tous les signes des lésions vertébrales (points douloureux, empâtement du rachis, examen radiographique).

Arthrite coxo-fémorale. — L'articulation de la hanche est immobilisée, avec attitude caractéristique ; la douleur est localisée au niveau de l'articulation ; l'irradiation de la douleur se fait au genou seulement, le psoas est contracturé, la cuisse ne peut pas être mobilisée.

Arthrite sacro-iliaque. — La douleur est localisée par la palpation et le toucher rectal au niveau de l'interligne articulaire. Le refoulement en arrière des crêtes iliaques provoque de la douleur localisée à l'articulation malade.

Myélites aiguës. — Les myélites aiguës avec leur symptomatologie bien caractéristique ne peuvent pas être confondues avec la lésion chronique du rachis que nous étudions.

PRONOSTIC

La spondylite typhique est une affection en général bénigne puisque l'ensemble des observations publiées n'offre qu'un cas de mort signalé par Schaffer en 1889.

« La guérison avec tous les mouvements du rachis est la règle » écrit Lance en 1911. Cela est exact pour les formes atténuées qui ne présentent pas des lésions organiques étendues au niveau de la vertèbre, du disque intervertébral, du périoste et des ligaments. Dans ces cas favorables l'évolution relativement rapide aboutit à la *restitutio ad integrum*. Lorsque les lésions sont plus prononcées, lorsqu'elles ont détruit une partie ou la totalité des disques cartilagineux, lorsque l'ossification a envahi le cartilage intervertébral, les ligaments et le tissu fibreux périvertébral le pronostic est plus grave. Cela ne signifie pas que la vie du malade est compromise; mais la guérison se trouve retardée par la lenteur du processus réparateur ; en outre dans le cas de lésions très étendues cette guérison est imparfaite, elle se fait dans certains cas par la soudure de deux ou plusieurs vertèbres voisines, par une véritable ankylose définitive. Si cette ankylose se fait en bonne position elle ne donnera lieu qu'à une rigidité limitée de la région lombaire. Si elle se produit au niveau d'une colonne déviée, elle rend permanente et irrémédiable la déviation qu'elle fixe solidement.

D'autre part il est possible, probable même, que ces spondylites à larges lésions ne guérissent qu'en apparence par disparition des symptômes bruyants et qu'il subsiste au niveau de la région malade une inflammation sourde évoluant profondément sans se manifester cliniquement pour aboutir dans un avenir plus ou moins éloigné à une spondylose, véritable ankylose vertébrale.

D'où l'impérieuse nécessité d'intervenir le plus tôt possible et de ne rien négliger, bien que le diagnostic soit généralement bénin, pour enrayer le mal dans ses premières phases, avant que les lésions étendues aient eu le temps de s'installer au niveau du rachis.

TRAITEMENT

Le traitement de la spondylite typhique est des plus simples et se déduit entièrement de la pathogénie de l'affection.

Nous avons vu que le principal symptôme la douleur résultait à la fois de l'irritation inflammatoire de la colonne lombaire ou dorso-lombaire et de l'irritation inflammatoire et compressive s'exerçant au niveau des racines rachidiennes ou des méninges spinales. On devra donc chercher à éviter dans la mesure du possible toutes les causes qui peuvent favoriser simultanément le développement des lésions vertébrales et la production de l'irritation nerveuse. Or les mouvements qui s'effectuent au niveau de la région malade aboutissent au double résultat qu'il s'agit d'éviter : ils aggravent les lésions produites et exaspèrent les douleurs. Le traitement devra donc consister essentiellement à immobiliser la région malade, à rendre plus efficace en quelque sorte la tendance naturelle de l'organisme qui se défend en contracturant ses muscles assurant ainsi dans la mesure des moyens dont il dispose la rigidité de la colonne vertébrale malade.

Tout traitement symptômatique est inefficace sinon dangereux. Tous les médicaments sédatifs que l'on peut prescrire (antipyrine, aspirine, phénacétine, morphine, etc.), échouent. La morphine à hautes doses a pu dans certains cas calmer les douleurs. Mais son action est fugace. Cependant Siredey estime que l'emploi du collargol en frictions associé à l'usage interne de l'iodure de potassium peut améliorer rapidement les lésions vertébrales. Comme les sédatifs, les révulsifs ont été constamment impuissants à calmer les douleurs et l'on ne doit plus avoir recours à la teinture d'iode, à l'essence de térébentine, aux vésicatoires, aux pointes de feu sous peine d'infliger au malade un supplément de souffrance inutile.

Ces douleurs rebelles aux sédatifs et aux révulsifs ne résistent pas longtemps à l'immobilisation complète de la colonne vertébrale. On doit donc y avoir recours dès que le diagnostic est posé. Pour la réaliser deux procédés s'offrent au choix du praticien : le repos au lit avec ou sans extension continue et le corset plâtré.

Le repos au lit a pu donner dans certains cas de bons résultats.

L'extension continue est indiquée toutes les fois qu'on se trouve en présence d'un malade atteint de spondylite en pleine évolution de fièvre typhoïde, chaque fois qu'un malade est obligé de rester couché et lorsque la peau présente des lésions ne permettant pas l'application du corset. On préférera le corset plâtré toutes les fois que l'état du malade lui permet de se lever, et d'éviter ainsi l'action déprimante d'un séjour prolongé au lit.

Extension continue. — Le malade est couché sur un matelas incliné suffisamment pour que les pieds soient plus élevés que la tête. De cette façon le poids du corps assure la contre extension, l'extension étant exercée sur les membres inférieurs par un poids et une poulie.

Le poids de l'enfant étant trop faible pour assurer la contre extension il est nécessaire d'exercer également des tractions sur la tête au moyen d'une sangle mentonnière. L'enfant s'accomode mal de l'extension continue ainsi réalisée et chez lui il vaut mieux recourir d'emblée à l'emploi du corset plâtré.

Corset plâtré. — Pour l'appliquer on suspend le malade par une sangle occipito-mentonnière, la pointe de ses pieds touchant à peine le sol ; le poids du corps réalise ainsi l'extension de la colonne.

Lorsqu'il existe des déformations du rachis on les voit disparaître presque complètement grâce à cette suspension. Avec des bandes plâtrées on confectionne ensuite le corset le plus rapidement possible. Pour être bien appliqué ce corset doit prendre un point d'appui solide sur les crêtes iliaques, recouvrir complètement les hanches remonter jusqu'au niveau du cou et assurer l'immobilisation du rachis en entier.

Si le corset est bien ajusté les douleurs diminuent et

disparaissent très rapidement. Au bout de quelques jours le malade qui ne souffre plus peut se lever, faire quelques pas sans que les douleurs réapparaissent.

La durée pendant laquelle le malade doit garder son appareil plâtré varie dans chaque cas. Pour juger de l'opportunité de sa suppression certains auteurs con-seillent d'enlever le corset de temps en temps (tous les 15 jours) et de se rendre compte ainsi des modifica-tions survenues au niveau de la région malade. Lors-qu'il n'existe plus de points douloureux à la percussion ou à la pression des apophyses épineuses des vertèbres lésées, lorsque la faiblesse du rachis a disparu on peut supprimer le corset. Dans le cas contraire il sera utile de le refaire immédiatement.

Il est préférable à notre avis de maintenir le corset assez longtemps en place sans procéder à ces examens trop répétés, qui fatiguent le malade, les séances d'ap-plication d'un corset plâtré étant toujours pénibles. Le malade lui-même bien qu'immobilisé dans le plâ-tre se rend compte de l'évolution de la maladie, cer-tains mouvements provoquant une douleur locale peu accusée il est vrai, mais suffisante pour permettre de reconnaître que la guérison n'est pas complète. Un moyen facile de reconnaître que le rachis reste douloureux, le corset étant en place, consiste à exercer des chocs sur le crâne lesquels retentissent douloureu-sement sur la région malade lorsque la guérison n'est pas définitive. On peut aussi et de préférence obtenir le même résultat en demandant au malade de se soulever sur la pointe des pieds pour se laisser retomber sur les talons.

Si la maladie se prolonge le corset devra être changé tous les trois mois à moins qu'il ne soit conservé en bon état.

Lorsque la douleur a disparu le corset sera enlevé et remplacé par un corset amovible en celluloïd ou en cuir soit par une simple ceinture-corset élastique. On pourra aussi rendre le corset plâtré amovible en le sectionnant de manière à former deux valves, une antérieure, et l'autre postérieure maintenues par des tours de bande. Ce dispositif permettra d'enlever l'appareil pendant la nuit.

Dans les cas particulièrement rebelles Frick a émis l'idée de recourir à la vaccination antityphique.

La ponction lombaire a été préconisée par Ardin-Delteil qui signale ses bons effets dans les cas de spondylite typhique qu'il a observés.

La ponction lombaire agit certainement en diminuant la tension du liquide céphalo-rachidien dans le cas où ce liquide est hypertendu. Auclair et Weissenbach ont, en effet, constaté que cette ponction n'a produit aucune amélioration chez les malades qu'ils avaient observés et qui ne présentaient pas de l hypertension. Il est évident que seuls les phénomènes douloureux reconnaissant pour cause les modifications de tension du liquide céphalo-rachidien seront améliorés par cette ponction lombaire.

Les douleurs dues aux lésions rachidiennes proprement dites ne seront pas influencées et nécessiteront l'immobilisation.

Lorsque le malade est définitivement guéri, la contracture a disparu; pourtant il persiste le plus souvent une rigidité rachidienne due à l'infiltration osseuse des ligaments rachidiens créant entre les vertèbres de véritables synostoses. Le massage et surtout la gymnastique amélioreront cet état qu'aggraverait le repos. Les articulations vertébrales sus et sous jacentes à la lésion acquièrent par ces exercices une mobilité plus grande qui leur permet de jouer un rôle compensateur presque toujours suffisant.

OBSERVATIONS

OBSERVATION PREMIÈRE

GIBNEY (V.-P.) (Trans. of the améric. orthoped. associ.,
sept. 1889, II, p. 19).

En 1882 un jeune garçon de 15 ans, ayant eu la
fièvre typhoïde, se plaint vers la fin de sa convalescence de douleurs violentes dans le bas du dos.

Ces douleurs localisées à la région lombaire, sont
aussi intenses la nuit que le jour ; le moindre mouvement les exagère. Pour les calmer on doit recourir aux
narcotiques à forte dose.

L'examen attentif ne permet pas de constater du
gonflement dans la région lombaire. La flexion du
corps en avant et sur le côté était douloureuse. Légère
sensibilité au palper. On ne constatait ni douleurs sur
le trajet des nerfs sciatiques ou cruraux, ni contracture du muscle psoas, ni d'hyperthermie.

Le diagnostic et le pronostic étaient hésitants. Le
traitement consista dans l'application immédiate d'un
corset afin de protéger l'épine dorsale. Le malade fut
soulagé de suite ; néanmoins et malgré une amélioration rapide le malade conserve son appareil pendant
une année.

Revu le 28 juillet 1884 le malade est considéré comme guéri. Il n'existe aucune difformité tout au plus, une légère dépression dans la région ilio-costale droite.

La guérison parfaite fut de nouveau constatée en 1885 et juin 1886. Cependant le diagnostic n'avait pas été fait.

OBSERVATION II

GIBNEY (V.-P.) (Trans. of the améric. orthoped. assocl., sept. 1889, II, p. 19).

En septembre 1888, un jeune homme de 24 ans, contracte durant un séjour au bord de la mer, une fièvre typhoïde qui évolue normalement. Au mois de novembre, étant en pleine convalescence il va à Boston et éprouva pendant une huitaine de jours une légère gêne dans le dos; pourtant il n'est pas obligé de s'aliter et il continue de jouer au tennis, avec d'autant plus d'ardeur que la gêne disparaît complètement pendant une semaine.

La douleur reparaît très vive après une chute qu'il fit au tennis. Le lendemain de cette chute les douleurs étaient si violentes qu'on ne put le ramener à New-York qu'au prix des plus grandes difficultés.

Le docteur Draper, qui l'examina à son arrivée à New-York, ne put déceler aucun signe de mal de Pott. En revanche, après cet examen, le malade éprouva des douleurs extrêmement violentes nécessitant l'em-

ploi de fortes doses de morphine. Les crises douloureuses devinrent ensuite de plus en plus fréquentes
et seule la position couchée apportait quelque soula-
gement.

A ce moment le malade, examiné par Gibney, ne
présente pas d'empâtement dans les fosses iliaques ni
dans les espaces ilio-costaux, aucune déformation de
la colonne vertébrale, aucune anomalie sur le sacrum
ou l'ilium, pas de douleur sur le trajet des nerfs sciatiques.

La fonction de l'articulation de la hanche était normale, la percussion des apophyses épineuses n'était
pas douloureuse ; par contre, les mouvements latéraux ou antéro postérieurs imprimés au tronc occa-
sionnaient une douleur intense. Le malade passait difficilement et avec les plus grandes précautions de la
position couchée à la position assise. La température
était de 103°F variant entre 101 et 103. Le pouls : 120.

Le mal de Pott, la sacro-coxalgie, l'abcès du psoas
furent éliminés et le diagnostic de périspondylite fut
posé entendant par ce terme soit une périostite, soit
une inflammation subaiguë des tissus fibreux entou-
rant la colonne vertébrale.

Le malade vit son état s'améliorer dès le début du
mois de février. Progressivement il put s'asseoir sans
douleurs puis se tenir debout, mais la marche néces-
sitait encore de grandes précautions pour ne pas dé-
terminer des douleurs.

Le malade se trouvant bien dans son lit on renonce

au début de janvier à lui appliquer un appareil et on s'en tient à l'expectative.

Le 20 mars, le malade était en bonne voie de guérison et dans la suite, il reprit complètement guéri, son travail, sans présenter ni déformation, ni faiblesse.

OBSERVATION III

GIBNEY (V.-P.) (Trans. of the améric. orthoped. assoc., sept. 1889, II, p. 19).

Après une fièvre typhoïde survenue au cours du mois de novembre 1888, un anglais de 18 ans,, se trouve suffisamment rétabli le 27 décembre, pour effectuer le voyage de Schenectady à New-York. De New-York il repart en voyage toujours en très bon état de santé, lorsque, le 10 janvier, en patinant, il tomba, heurtant fortement sa hanche gauche. Cet accident n'eut pas de suites fâcheuses immédiates et huit jours après, il rentra à New-York. C'est à cette époque, qu'un soir, au théâtre, le malade ressentit une violente douleur dans la région lombaire, en même temps que de la raideur de cette région.

Le médecin appelé diagnostiqua un lumbago et le traita par l'électricité ce qui soulagea un peu le malade lequel retourna peu après à Schenectady.

Dès lors, les douleurs sont de plus en plus violentes la raideur augmente, le malade peut à peine se tenir debout.

Le malade se remet au lit le 10 février et un chirurgien qui l'examine conclut à l'existence d'un abcès du psoas.

Gibney, qui le voit peu après, ne trouve aucun signe de psoïtis. La température était normale. Pouls 78. Respiration normale. L'examen était rendu très difficile par les douleurs provoquées par le moindre mouvement. Les apophises épineuses dans la région lombaire étaient un peu proéminentes et douloureuses à la pression. Les articulations de la hanche et du genou présentaient leurs mouvements normaux.

Une périspondylite fut diagnostiquée par exclusion. Un appareil de contention amena la guérison et le 9 mai, le malade repartait pour l'Angleterre.

OBSERVATION IV

VIBNEY (V.-P.), (Trans. of the amér. orthopéd. asso. sept. 1889, II, p. 19).

Un garçon de 13 ans présente, à la suite d'une o... thiénentérie de l'ankylose en flexion des deux articu lations cuxo-fémorales.

Il fut opéré sous anesthésie.

(Il semble bien que cette obesrvation ne se rapporte pas à un cas de spondylite).

OBSERVATION V

SCHAFFER (Trans. of the amér. orthoped. assoc., 1889, II, p. 26).

Après la convalescence d'une fièvre typhoïde grave, un malade fait une chute sur la glace à la suite de laquelle on constate des symptômes vertébraux et de la fièvre. L'examen permet d'éliminer la spondylite tuberculeuse ; les douleurs étaient très violentes, les mouvements difficiles.

Le malade mourut après avoir beaucoup souffert et l'autopsie montra l'existence d' « une périostite considérable de la colonne vertébrale avec une lésion obscure de la moelle ».

OBSERVATION VI

GEORGE (Trans. of the amer. orthop. assoc. 1889, II, p. 26).

Il s'agit d'un enfant de 12 ans qui, dans le cours d'une fièvre typhoïde, présenta des symptômes attribués à une spondylite. L'immobilisation calma aussitôt les douleurs très violentes et cinq mois après l'enfant était complètement rétabli sans présenter aucune déformation de la colonne vertébrale.

OBSERVATION VII

GIBSEY (V.-P.), (Trans. of the amer. orthoped., 1891, IV, p. 280).

Un homme de 34 ans, ayant eu deux ans auparavant une fièvre typhoïde présente une proéminence

au niveau de sa région cervico-dorsale et tient sa tête
penchée sur le côté. Pendant la convalescence de sa
fièvre typhoïde il avait souffert de très violentes douleurs au niveau de la tête et du cou en même temps
que sa région cervicale présentait une certaine enflure. Il ne constata jamais d'abcès. Les douleurs disparurent en quelques semaines, mais le malade con-
serva le torticolis et la déformation que Gibney observa deux ans après.

OBSERVATION VIII

OSLER (W.), (John Hopkins hosp. Rep., vol. IV, n° 1, p. 73, 1894-95).

O. I..., âgé de 25 ans, fut admis à l'hôpital John
Hopkins pour des douleurs localisées au niveau des
reins, des hanches et de la région épigastrique. Ce
malade avait eu une très forte fièvre typhoïde suivie
de rechute en juillet 1892. Sa convalescence fut longue, mais il était guéri depuis trois mois lorsqu'il se
plaignit de douleurs dans la région lombaire et les
hanches. Ces douleurs continues, fortes présentaient
chaque jour plusieurs crises violentes et obligèrent le
malade à s'aliter de nouveau. Pendant sept semaines
il souffrit ainsi sans jamais présenter de paralysie.
Au commencement de juin 1893 le malade va mieux.
Il peut sortir et vaquer à ses occupations ; mais vers
la fin du même mois il est repris par une crise douloureuse ; il ne se coucha pas, mais souffrit beaucoup

dans la hanche et la cuisse droites. En juillet et août il présente de la diarrhée à plusieurs reprises et depuis il peut circuler, mais il est incapable de travailler. Le malade a bon appétit, ne vomit pas, mais se plaint de nausées fréquentes et de douleurs dans les reins et les membres.

A l'examen on note l'aspect robuste, la musculature bien développée du malade. Il donne l'impression d'un neurasthénique. Pouls, 70-80. Pupilles égales ; pas d'hypertension. On ne trouve rien d'anormal au niveau des organes thoraciques ou abdominaux. Le malade éprouve de la difficulté à se tourner.

Le sacrum et la crête iliaque ne sont pas sensibles à la palpation. On note seulement un certain degré de douleur au niveau de l'articulation sacro-iliaque gauche.

Le malade se tient facilement debout, marche droit même les yeux fermés avec une démarche naturelle ; après quelque temps de marche, la douleur augmente dans le bas du dos. Les réflexes du genou sont un peu exagérés; il n'y a pas de clonus du pied.

On ne peut trouver aucun signe de maladie organique au niveau de la colonne vertébrale.

Ce malade reste à l'hôpital pendant huit jours ; on lui donne de fortes doses de noix-vomique et on essaie de lui persuader qu'il n'est atteint d'aucune maladie véritable. Un dernier examen ne donne aucun nouveau renseignement : il semble évident qu'on se trouve en présence d'un neurasthénique.

OBSERVATION IX

Osler (W.), (John Hopkins hosp, Rep., vol. IV, n° 1, p. 73, 1894-95).

Avec le docteur King, Osler examine le 10 mai 1893 A. A..., âgé de 21 ans, aide d'architecte. Ce jeune homme fut atteint d'une fièvre typhoïde légère en novembre et décembre 1892. La convalescence commença le 1ᵉʳ janvier 1893, évolua sans complications et le malade reprit son travail en février 1893. Trois semaines plus tard, il commença à se plaindre de douleurs dans le bas du dos ; en conduisant une voiture il ressentit un choc violent dans les reins et dès lors les douleurs deviennent très violentes, et le malade doit se mettre au lit où il fut examiné le 10 mai.

Ce malade était nerveux, presque hystérique, la santé générale bonne ; le moindre mouvement au lit déterminait de vives souffrances. Ces douleurs siégeaient dans la région lombaire, irradiant vers toutes les régions voisines.

A l'examen, le jeune malade se montre nerveux, rougit facilement, paraît faible de caractère. La pupille ne présente rien d'anormal, la langue est bonne.

Le malade est couché sur le dos : il prie de ne pas le toucher, craignant la souffrance. L'abdomen un peu distendu n'offre rien d'anormal. On observe un peu d'empâtement dans la région lombaire et dans la région iliaque. Les ganglions inguinaux ne sont pas en-

gorgés. Le trajet des nerfs cruraux n'est pas sensible
à la pression. Le malade déclare qu'il lui est impossible de lever la jambe et pourtant il la soulève sans
douleur apparente en passant ses mains sous la cuisse.

De même la jambe étant fléchie, le malade prétend
ne pas pouvoir l'étendre : quelques instants après il
l'allonge facilement sur le plan du lit ; il pouvait
même se lever et se tenir debout avec quelques précautions.

La sensibilité était normale avec peut-être un peu
d'exagération des réflexes du genou. Pas de clonus du
pied.

Avec beaucoup de difficultés le malade peut se tourner sur le côté gauche. Les vertèbres dorsales inférieures étaient un peu proéminentes, la colonne vertébrale
était droite, l'articulation de la hanche normale. Au
niveau des dernières vertèbres lombaires et de la partie supérieure du sacrum à 1 cent. 5 ou 2 centimètres
de la ligne médiane, des deux côtés, il éprouvait des
douleurs marquées surtout vers l'articulation sacro-
iliaque droite.

On ne constatait ni hémianesthésie, ni hémianopsie,
ni névrite, ni mal de Pott.

Le malade est seulement préoccupé de ne faire aucun mouvement. Le traitement consista dans un massage électrique, des pointes de feu dans la région lombaire, de la strychnine à l'intérieur. On ordonna au
malade de se lever tous les jours pendant un certain

temps. Le 10 juin il allait beaucoup mieux, les douleurs avaient disparu et les réflexes du genou étaient
redevenus normaux.

OBSERVATION X

Osler (W.), (John Hopkins hosp. Rep., vol. IV, n° 1, p. 73,
1894-95).

Le 2 ovembre 1893, M. A. B., de New-York, 30 ans,
consulte Osler pour des troubles de la moelle épinière.

Une de ses sœurs était aliénée, ses parents étaient
bien portants. Lui-même très impressionnable, trem-
blait pour un rien, et avait des crises nerveuses. Il
avait fait quelques excès vénériens et buvait un peu
d'alcool, sans pour cela être un fort buveur.

Le 23 septembre 1891 il fut atteint d'une fièvre typhoïde très sévère avec délire et prostation. La convalescence durait encore le 10 janvier 1892. Il resta très
nerveux, éprouva des douleurs dans les pieds et les
jambes, mais ne se plaignit jamais des reins. Néanmoins il vaquait à ses occupations, augmentait de
poids, lorsque en 1892, au printemps, après quelques
excès les phénomènes douloureux augmentèren d'intensité en même temps que le sujet devenait très nerveux.

Le malade craignait la marche, dormait mal et de-
vint bientôt neurasthénique. Un médecin de New-
York consulté, lui affirma qu'il était atteint de troubles médullaires et lui ordonna des massages, des to-

niques, et un traitement électrique. Le malade cessa
de travailler pendant deux mois et se trouva beaucoup mieux.

Le malade est un homme fort grand, vigoureux. La
musculature des membres inférieurs est un peu moins
développée que dans le reste du corps. La colonne vertébrale est droite, douloureuse à la pression en certains points, sans qu'on puisse constater une proéminence d'une vertèbre quelconque. La sensibilité est
normale sauf peut-être au niveau des pieds et des che-
villes où elle semb... un peu troublée.

Les réflexes du genou sont exagérés surtout du côté
gauche et il existe un léger degré de trépidation épileptoïde.

Les réactions de la pupille sont normales. Les organes thoraciques et abdominaux ne présentent aucun
trouble.

Ces symptômes douloureux après avoir dominé pendant six mois sans jamais disparaître, revinrent dans
la suite.

Il s'agit plutôt d'une névrose que d'une spondylite.

OBSERVATION XI

Study (J.-N.). (Médical Record., 1894, vol. XLVI, p. 109).

Après une fièvre typhoïde très grave, compliquée
d'hémorragies intestinales un homme de 34 ans, reprit sa convalescence terminée, un travail qui impri-
mait à sa colonne vertébrale des mouvements de tor-

sion. Peu de temps après il se plaignit de douleurs très vives entre la 5ᵉ vertèbre dorsale et la 3ᵉ lombaire. La température resta aux environs de 39°8 pendant huit jours. Le malade n'osait plus bouger et les douleurs restèrent bien localisées. Deux mois et demi plus tard le malade était guéri.

OBSERVATION XII, XIII, XIV

OSLER (W.), (John Hopkins Hospital Report., vol. V, p. 315, 1895.)

Deux hommes (31 et 35 ans) et une jeune femme, convalescents d'une fièvre typhoïde éprouvent des douleurs très vives localisées dans deux cas au niveau de la région lombaire et dans un cas à la région cervicale.

Les douleurs bien que très intenses ne durèrent pas longtemps et Osler conclut comme dans ses publications antérieures qu'il s'agit d'une névrose.

OBSERVATION XV

KLEIN (In Dissert Kiel, 1896).

Il s'agit d'un garçon de café, âgé de 22 ans, qui le 34ᵉ jour d'une fièvre typhoïde contractée le 24 octobre 1895, accuse une douleur au niveau de la région lombaire, exagérée lorsqu'il s'asseoit. La zône douloureuse s'étend de chaque côté de la colonne lombaire depuis la 12° côte jusqu'à la crête iliaque. Les chocs sur la tête et sur les talons ne sont pas douloureux.

La constipation persiste malgré les lavements huileux. La température est 38°4 le soir.

Après avoir disparu pendant quelques jours, les douleurs réapparaissent le 20 décembre. La température oscille entre 38° et 40°5, un gonflement très net est perçu au niveau des muscles lombaires du côté droit. Puis les douleurs se calment du côté droit et deviennent très violentes du côté gauche ; le malade se plaint en outre d'avoir fréquemment l'impression douloureuse, d'une ceinture trop serrée.

Le 27 décembre, la miction est impossible, la vessie est distendue et tous les efforts du malade n'aboutissent qu'à l'expulsion de quelques gouttes d'urine. La pression sur les vertèbres lombaires est douloureuse. Il en est de même de la pression exercée sur les talons et la tête du malade. La sensibilité des membres inférieurs est normale, mais les réflexes rotuliens sont diminués des deux côtés. Les jours suivants on observe tantôt de l'incontinence, tantôt de la rétention de l'urine et des matières fécales.

Le 31 décembre. — La température est normale, de 38°, les réflexes rotuliens ont totalement disparu et les douleurs augmentent vers le soir.

Le 3 janvier 1896. — La température est normale, les réflexes rotuliens faibles.

Le 12 janvier. — La température est normale, les

réflexes ont de nouveau disparu, les vertèbres lombaires sont douloureuses à la pression.

Le 5 janvier. — Les réflexes rotuliens et crémasté-
riens ne peuvent pas être obtenus.

Le 26 février. — Les réflexes sont normaux et le malade peut sortir.

OBSERVATION XVI

QUINCKE (H.) (Mittell aus den grenzgeb. der Med. und. chir.,
1898, IV, p. 344).

Forgeron de 17 ans, atteint de fièvre typhoïde du
20 septembre au 11 novembre 1897. Quinze jours plus
tard il reprend son travail.

Le 23 décembre il dut interrompre son travail à cause des douleurs très violentes de la région lombaire. Il
se mit au lit.

Le 1er janvier 1898 il se présente à la clinique, accu-
sant des douleurs lombaires lui rendant impossible la
marche et la station debout. La pression révélait de la
douleur au niveau des apophyses des dernières vertèbres lombaires et des premières sacrées. Le pouls était
à 100, la température de 39°.

Pendant les quinze premiers jours la fièvre rémit-
tente, les douleurs et la raideur de la colonne vertébrale décrurent lentement.

Les douleurs s'exageraient le soir.

La séro-réaction de Widal était positive à 1/50.

Le 11 janvier on note une légère enflure de la région lombaire des deux côtés.

A partir du 22 janvier la température redevient normale, les douleurs diminuent de plus en plus. Cependant le soir on observait souvent une température de 38°.

Le 22 avril le malade définitivement guéri quittait la clinique.

OBSERVATION XVII

KOSITZER (Munch. médicin. Wochen, 1899, vol. II, p. 1115).

A la suite d'un embarras gastrique fébrile, un homme de 25 ans, ressent dans le dos et les jambes des douleurs. Le 11 mars 1898 les douleurs se localisent à la partie inférieure de la colonne vertébrale et obligent le malade à s'aliter.

Les douleurs sont excessives et la plus légère pression sur les apophyses épineuses lombaires est très douloureuse. Réflexes normaux. Température, 38°.

Le 19 mars la température est de 39°, puis elle redescend à la normale le 25 mars pour remonter à 39° le 2 avril.

Le 7 avril la température est normale et il faut une forte pression sur les apophyses épineuses pour réveiller la sensibilité vertébrale.

En mai les douleurs s'atténuent. La cinquième vertèbre lombaire est particulièrement douloureuse. La colonne lombaire est rigide, la flexion du corps est gênée mais possible et la guérison survient lentement.

OBSERVATION XVIII

PAISTER (C.-F.) (Annals of gynecology and Pediatry, Boston, 1899-1900, vol XIII, p. 179).

Pendant la quatrième semaine d'une fièvre typhoïde un homme de 21 ans présente un abcès de la région lombaire gauche. L'abcès guérit assez vite, laissant une ankylose en flexion de l'articulation coxo-fémorale, opérée en août 1899.

(Il ne semble pas qu'on se trouve en présence d'un cas de spondylite typhique).

OBSERVATION XIX

PAISTER (C.-F.) (Annals of gynecology and Pediatry, Boston, 1899-1900, vol XIII, p. 179).

Un homme de 35 ans, présente un mois après une fièvre typhoïde grave une douleur siégeant dans la partie basse de la colonne vertébrale, s'accompagnant de faiblesse de cette région.

Une cyphose comprenant plusieurs vertèbres se produit rapidement. Il y a de la contracture des muscles des gouttières vertébrales.

Le repos au lit fait disparaître en deux semaines les douleurs. Un corset de cuir fut imposé pendant un an. Il put ensuite travailler sans gêne, mais la cyphose persista.

OBSERVATION XX

Lowet (R.-W.) et Withington (F.) (Boston Med. and. Surg. Journal, 1900, vol CXLII, p. 317).

Un médecin de 35 ans est atteint devant Santiago de fièvre typhoïde le 17 juillet 1898.

Le 25 septembre, l'état général s'améliorait de plus en plus, lorsqu'il accusa une sensibilité toute particulière de la région lombaire. Le 6 octobre, les douleurs étaient si violentes qu'on ne put les calmer qu'avec une injection de morphine. Trois jours après il reprit son service, les douleurs ayant disparu. Le 26 novembre, les douleurs reparurent en même temps qu'un frisson et le 3 décembre il dut entrer au City Hôpital.

La réaction de Widal était positive, l'examen du sang montra 7450 globules blancs.

Durant tout le mois de décembre, les douleurs furent très violentes et le malade réclamait de la morphine pour les calmer.

Pendant le mois de janvier, les douleurs diminuèrent, les mouvements restant douloureux.

La presion sur les apophyses épineuses des dernières vertèbres dorsales et premières lombaires déterminait de la douleur. La colonne vertébrale n'était pas déformée, les réflexes normaux. Diminution de la sensibilité tactile et thermique sur la cuisse droite. Température, 39°.

En février le malade fait ses premiers pas, il existe

une gibbosité comprenant les onzième et douzième
dorsales et la première lombaire, qui étaient très sensibles à la presion. Les muscles des gouttières lombaires étaient contracturés, la flexion impossible et les
essais douloureux.

Les réflexes rotuliens étaient exagérés.

Le corset plâtré, puis le corset de cuir améliorèrent
rapidement l'état du malade. La déformation de la
colonne persista, mais les douleurs disparurent.

Les rayons X avaient montré des lésions osseuses
nettes. On avait songé au mal de Pott malgré l'intensité des douleurs. L'épreuve de la tuberculine récla-
mée par le malade fut négative.

OBSERVATION XXI

Hertz (M.) (Zeit. F. Orthop. Chirurg., 1900, vol. VIII). — Cité par
Pallard (Revue Méd. de la Suisse Romande, n° 8).

Une spondylite se montra quatre ans après une
fièvre typhoïde grave, chez une femme de 36 ans.

La guérison fut obtenue après plusieurs mois d'immobilisation dans un appareil plâtré.

OBSERVATION XXII

Bonardi (E.) (Clinica Médica Italiana, 1901, p. 258).

Un homme de 26 ans, après une dothiénentérie de
moyenne intensité se plaint d'une très vive douleur
dans la région lombaire droite.

La localisation, la persistance et l'augmentation de
la douleur à laquelle s'ajoutaient, des douleurs en
ceinture, des troubles sphinctériens et de la diminution des réflexes, des modifications de la sensibilité,
firent rejeter le diagnostic de néphrite secondaire ou
de calcul rénal et adopter celui de lésion vertébrale.

La guérison fut obtenue sans difformité.

OBSERVATION XXIII

BONARDI (E.) (Clinica Médica Italiana, 1901, p. 358).

À la fin de la convalescence d'une fièvre typhoïde à
forme adynamique un négociant de 35 ans se plaint
d'une souffrance atroce dans la région lombaire exagérée par le le plus petit mouvement du rachis. La température oscillait entre 37°5 et 38°1. La lésion paraissait siéger au niveau des trois dernières vertèbres
lombaires et il existait un peu d'œdème des parties
molles.

La guérison fut obtenue complète par l'immobilisation.

OBSERVATION XXIV

SCHMITZ (Saint-Pétersbourg Med. Wochs., 1901, XXVI, p. 251).

Une fillette de 12 ans ayant de la scoliose lombaire
contracte une fièvre typhoïde qui dure vingt-cinq
jours. Pendant la maladie elle se plaint de névralgies

localisées dans la zône du radial, puis dans la zône du plexus lombo-sacré droit.

Le matin du trente-sixième jour, la petite malade pousse des cris, affirmant que « quelque chose vient de se briser dans ses reins ». Les douleurs s'atténuèrent, revinrent par crises, plusieurs fois dans la journée, tantôt du côté gauche, tantôt du côté droit.

Les réflexes étaient exagérés ; le moral paraissait fortement atteint. Le soir, la température atteignait souvent 40°.

Puis, progressivement, la température et les douleurs diminuèrent et vers le soixantième jour, la fillette était guérie.

OBSERVATION XXV

WINOKUROW (II.-N.) (Wratsch, Saint-Pétersbourg, 1901, vol. XXII, p. 503).

Un convalescent de fièvre typhoïde (50 ans) accuse le 10 avril 1900 de violentes douleurs lombo-sacrées, irradiant vers l'abdomen et les jambes, accompagnées de fièvre, de raideur rachidienne et d'hyperesthésie cutanée.

Le 1er mai on a constaté des phénomènes de parésie des membres inférieurs avec diminution de la sensibilité ; le 7 mai la température redevint normale et les douleurs diminuèrent sans disparaître complètement.

Le 15 juin, les vertèbres lombaires inférieures et sacrées étaient sensibles à la pression. On notait un léger degré d'atrophie musculaire. La raideur rachidienne s'étendit de la région lombaire à la région dorsale et le 10 juillet, seule, la région cervicale était mobile.

OBSERVATION XXVI

WISOKUROW (H. N.) (Wratsch, Saint-Pétersbourg, 1901, vol. XXII, p. 503).

Chez un convalescent de 35 ans, ayant eu la fièvre typhoïde le 8 janvier 1900, apparurent le 10 février des phénomènes douloureux, localisés à la région lombaire, douleurs qui, le 23 mars, obligèrent le malade à se coucher.

La colonne lombaire était raide, les membres inférieurs animés de mouvements convulsifs et de crampes douloureuses, il y avait de l'hyperesthésie des parties inférieures du corps.

Le 23 mai, la raideur a gagné la région dorsale inférieure et il existe des douleurs en ceinture.

Le 23 juin, seule la région cervicale était mobile.

On ne constata jamais de parésie, d'atrophie musculaire ou de cyphose.

OBSERVATION XXVII

KÖHS (A.) Munch. Med. Wochen ; vol. XLVIII, p. 926).

Un jeune homme de 18 ans est atteint d'une fièvre typhoïde le 4 septembre 1900. Durant la convalescence il présente une phlébite de la jambe droite, puis des douleurs lombaires qui s'atténuent pour reparaître plus intenses un peu plus tard. L'apophyse épineuse de la quatrième vertèbre lombaire était très sensible à la pression ; le moindre mouvement accentuait les douleurs.

Une cyphose des deux dernières vertèbres lombaires apparut un mois après le début de ces troubles de la région lombaire. Les réflexes rotuliens se montraient exagérés. Bientôt, la température qui s'était élevée, diminua, redevint normale, en même temps que les douleurs s'atténuaient. Le malade commença à exécuter quelques mouvements et le malade sortit de l'hôpital.

Revu six mois après, la cyphose avait disparu en grande partie et le malade avait retrouvé sa force et la liberté des mouvements du tronc.

OBSERVATION XXVIII

PALLARD (I.) (Revue médicale de la Suisse Romande, 1902. n° 8).
(Cas observé par le docteur BAR dans sa famille.)

A la suite d'une fièvre typhoïde grave, un jeune homme de 18 ans eut la malencontreuse idée de faucher de l'herbe. Il tomba sur le derrière et deux jours après il éprouva un frisson intense ; la température monta à 40° pendant que des douleurs insupportables se faisaient sentir dans la région lombaire. Les réflexes rotuliens sont exagérés ; on note de la trépidation épileptoïde.

Pas de tuméfaction osseuse, pas de troubles des sphincters. La guérison fut complète mais exigea presque une année d'immobilisation dans une gouttière.

OBSERVATION XXIX

PALLARD (I.) (Revue médicale de la Suisse Romande, 1902. n° 8).

Un serrurier de 21 ans présente une fièvre typhoïde grave. La convalescence fut prolongée par une phlébite du membre inférieur droit. Quelques douleurs lombaires firent leur apparition dès qu'il voulut reprendre le travail, vingt jours après sa sortie de l'hôpital. Il se mit au repos, ce qui n'empêcha pas qu'un mois plus tard, en lisant son journal, il fut pris d'une violente douleur dans la région lombaire.

Le 18 mai il rentre à l'hôpital avec une température de 40° le soir. Le jour suivant, la température descend et redevient normale le 20. Seule la douleur lombaire persiste, immobilisant le malade et rendant tout examen difficile. Toute la colonne vertébrale présente une douleur diffuse. Les réflexes rotuliens sont exagérés des deux côtés. Pas de trépidation épileptoïde, pas de signe de Babinski. Raideur de la nuque.

La pupille gauche est plus dilatée que la droite, la sensibilité est normale.

Le 19 juin la séro-réaction de Widal est positive au 1/100 en sept minutes. La radiographie ne montre pas de lésions osseuses appréciables. L'inégalité pupillaire a disparu, il n'y a pas de fièvre, les douleurs sont intenses.

Le 5 juillet le malade se sent mieux depuis trois jours.

Le 10 juillet, le malade marche seul et sans appui, la percussion de la colonne n'est pas douloureuse, les réflexes rotuliens restent exagérés.

OBSERVATION XXX

CUSTLER (E.-G.) (Boston Med. and. Surgery. Journal, 1902 CXLVI, p. 687).

Au cours d'une fièvre typhoïde un jardinier de 32 ans se plaint d'une douleur vive dans le bas du dos, irradiant vers les aines et les membres inférieurs et qui prit une intensité telle que le malade dut s'aliter. En même temps, la fièvre augmente, atteignant 39°. La fièvre typhoïde fut grave, avec délire, hémorragies intestinales. Le séro-diagnostic fut positif.

Le 21 janvier on comptait 18.000 globules blancs, mais il existait une otite moyenne ouverte avec écoulement séreux abondant.

Le 24 février le malade entre en convalescence et se plaint de faiblesse des reins et d'une douleur sourde lombaire.

L'examen montrait une rougeur au niveau de l'articulation sacro-iliaque gauche. La température était normale. La marche difficile.

En mai les douleurs augmentent, passent dans la

région lombaire gauche et deviennent très violentes à chaque mouvement brusque du malade.

Les troisième, quatrième et cinquième vertèbres lombaires étaient proéminentes.

La colonne vertébrale était immobilisée par la contracture musculaire.

Une épreuve radiographique soignée faite le 22 mai 1901 ne montra aucune différence avec celle prise sur un sujet sain.

Le 12 juin on applique un corset de cuir. Les douleurs paraissent augmentées, puis se calment.

Le 10 août 1901 le malade écrit qu'il va tout à fait bien, mais ses reins sont encore faibles quand il se prive du corset.

Le 22 avril 1902 le malade déclare se porter très bien ; cependant un travail pénible lui occasionne un peu de douleur et un peu de faiblesse dans les reins.

OBSERVATION XXXI

ELY (L.-W.) (Médical Record, 1912, LXII, p. 966).

Après une fièvre typhoïde grave un médecin de 33 ans ressent lorsqu'il veut se lever une grande faiblesse de la région lombaire. Cette faiblesse qu'il attribue au séjour prolongé au lit augmente de plus en plus au point que le malade ne peut plus se tenir debout. La colonne vertébrale s'est incurvée latéralement dans sa partie inférieure et les muscles des gouttières sacro-lombaires sont fortement contracturés.

Les phénomènes douloureux sont peu accusés. On trouve 6.000 leucocytes à l'examen du sang.

Dix mois après le début de la maladie le séro-diagnostic était positif au 1/100.

L'immobilisation pendant de longs mois amena la guérison complète.

OBSERVATION XXXII

WIRT (W.-M.) (Amer. Journ. of. surg. and Gynecol, 1902-1906, vol. XVI, p. 158).

Fin août 1900 un médecin âgé de 40 ans, se plaint de douleurs et de raideur dans la région lombaire. La température oscille autour de 39° et les douleurs envahissent la colonne vertébrale, jusqu'à la région cervicale.

Le 19 septembre on diagnostique une fièvre typho-malarienne. La colonne vertébrale est rigide, déviée à gauche, les points les plus douloureux siègent au niveau des vertèbres lombaires.

L'immobilisation dans un corset permit d'obtenir une amélioration en 1901 et la guérison en 1902.

OBSERVATION XXXIII

WIRT (W.-M.) (Amer. Journ. of. surg. and Gynecol, 1902-1903, vol. XVI, p. 158).

Un garçon livreur de 25 ans, huit mois après une fièvre typhoïde se plaint de violentes douleurs dans la région dorso-lombaire et doit abandonner le travail.

Aucun mouvement n'est possible au niveau de la colonne vertébrale raide dans toute sa hauteur.

Les 6e, 7e et 8e vertèbres dorsales, les 1re, 2e, 3e vertèbres lombaires sont légèrement proéminentes.

Un corset le soulage rapidement, mais il ne put reprendre son travail que trois ans plus tard.

OBSERVATION XXXIV

WIRT (W. M.; Amer. Journ. of. surg. and Gynécol, 1902-1903, vol. XVI, p. 158).

Durant la convalescence d'une fièvre typhoïde sévère un employé de chemin de fer éprouve des douleurs dans la partie inférieure de la colonne vertébrale.

On notait une contracture intense des muscles des gouttières vertébrales, l'exagération des réflexes rotuliens et quelques troubles de la sensibilité.

L'immobilisation au lit amena la guérison en deux mois.

OBSERVATION XXXV

DUNCAN (L.-G.) (Amér. médecine, 1903, vol. VIII, p. 339).

Un homme de 30 ans présente une fièvre typhoïde grave avec symptômes cérébraux, hémorragies intestinales graves. Deux escharres dans la région sacrée existaient à la fin de la maladie.

Deux semaines après le début de sa convalescence il ressent des douleurs lombaires qui persistent pendant quatre mois et cèdent au port d'un corset.

Il se produisit une déviation de la colonne vertébrale qui disparut totalement dans la suite. Cependant il fallut près de deux ans pour que le malade retrouve ses forces et sa vigueur.

OBSERVATION XXXVI

Lowe (A.) (The Glasgow medical Journ., 1906, vol. LXVI, p. 423).

Entré en convalescence d'une fièvre typhoïde le 18 novembre 1901, J. M..., 26 ans, ressentait le 1ᵉʳ décembre des douleurs localisées au niveau de la région lombaire ; ces douleurs localisées s'irradiaient vers la fosse iliaque droite et le membre inférieur droit. Le réflexe rotulien était exagéré, il existait de la trépidation épileptoïde.

Le diagnostic d'abcès du psoas fut discuté.

En février 1902 ces douleurs s'atténuèrent et le malade quitta l'hôpital définitivement guéri.

OBSERVATION XXXVII

Lowe (A.) (The Glasgow medical Journ., 1906, vol. LXVI, p. 423).

En pleine convalescence d'une fièvre typhoïde sérieuse, A. S..., 27 ans, accusa une douleur intense dans la région lombaire comme si on lui tordait les reins. Cette douleur qu'exagérait le moindre mouvement ne pouvait être localisée par la percussion des apophyses épineuses. Elle dura pendant dix semaines. Réflexes rotuliens exagérés. Trépidation épileptoïde. Pas de fièvre.

Le malade sortit de l'hôpital quatre mois et demi après la disparition de la douleur avec une certaine gêne de la démarche et des réflexes rotuliens exagérés, mais la trépidation épileptoïde avait cessé.

OBSERVATION XXXVIII

Mac-Crae (T.) (Transact. assoc. amer. Phys. Philadelphia, 1906, vol. XXI, p. 85).

Un avocat de 28 ans, après une fièvre typhoïde, ressent en pleine convalescence une douleur très accentuée au niveau des reins. Cette douleur, survenue au mois de mars 1904, immobilisa le malade au lit pendant un mois. L'état général s'améliora ensuite rapidement, mais la souffrance persista au niveau des reins, de sorte que le 4 juillet le malade se fit admettre à l'hôpital John Hopkins.

L'examen ne décela qu'une forte contracture des muscles des gouttières vertébrales.

L'épreuve de la tuberculine fut négative. La séroréaction de Widal fut positive. Un corset fut appliqué.

La température normale jusqu'au 10 juillet s'éleva subitement et oscilla de 39° à 40° du 10 au 16 juillet.

Le 16 juillet apparaissent des taches rosées, de l'augmentation de la matité splénique. On constatait une proéminence légère des deuxième, troisième et quatrième vertèbres lombaires. La colonne vertébrale était rigide sur presque toute sa hauteur.

Du 16 juillet au 30 août la température oscille en-

tre 39° et 40°. Progressivement les phénomènes douloureux s'atténuent. La température était redevenue
normale le 29 juillet.

Le 15 août le malade se levait et le 8 septembre on
lui permet de sortir. Trois mois après il était complètement guéri.

La culture du sang fut négative.

Le 5 juillet une radiographie montra l'existence, entre les deuxième et troisième vertèbres lombaires et sur
le côté droit du rachis, d'un dépôt osseux au niveau de
l'espace intervertébral.

Le ligament latéral semblait avoir subi une infiltration osseuse soudant ainsi intimement les deux corps
vertébraux.

Le reste de la colonne vertébrale était normale.

OBSERVATION XXXIX

Mac-Crae (T.) (Transact. assoc. amer. Phys. Philadelphia, 1906, vol. XXI, p. 85).

Un homme de peine, âgé de 28 ans, admis à l'hôpital John Hopkins le 23 octobre 1905 avec des symptômes de fièvre typhoïde. Le 14 novembre la température tombe à la normale et s'y maintient jusqu'au
28. Ce jour-là, les mouvements provoquent de la douleur dans la région lombaire. Les réflexes s'exagèrent
et l'on constate de l'hyperesthésie cutanée.

Le 9 décembre, la radiographie montre un dépôt de
tissu osseux entre les quatrième et cinquième vertè-

bres lombaires débordant de chaque côté ces vertèbres.

Le 12 décembre le malade a un peu de fièvre,
38°-38°5. La pression sur les apophyses était douloureuse, les réflexes rotuliens se montraient exagérés. Le
25 janvier on immobilisait la colonne vertébrale dans
un appareil.

Le 30 janvier la radiographie montre l'empiètement
du tissu osseux sur le côté droit de l'espace intervertébral entre la troisième et la quatrième lombaire, ce
qui montrait que le processus d'ossification s'était
étendu. Dans la suite, une double scoliose fut constatée : l'une à convexité gauche dans la région lombaire, l'autre à convexité droite dans la région scapu-
laire.

Le 16 mars le malade quitte l'hôpital en bon état.

La réaction de Widal fut constamment négative. Les
cultures du sang mirent en évidence le bacille paracoli.

Le 1er mai, le malade fut revu en parfaite santé, mais
ayant toujours un peu de raideur dans la région des
lombes.

OBSERVATION XL, XLI

HERRICK (J.-B.) (Transact. assoc. amer. Physic. Philadelphia,
1906, vol. XXI, p. 85)

L'auteur relate deux cas de spondylite typhique.
Dans le premier aucun signe ne permettait de penser
à une névrose. Dans le deuxième cas, pendant la con-

valescence d'une fièvre typhoïde, un adulte présente un gonflement de la région lombaire sans qu'on puisse localiser la douleur au niveau de ce gonflement. Ce dernier disparut et la douleur persista quelque temps.

OBSERVATION XLII

Wickery (H.F.) (Trans. assoc. amer. Physic. Philadelphia, 1906, vol. XXI, p. 85).

Dans un cas de spondylite typhique les rayons X montrent l'existence d'une lésion nette de la colonne vertébrale.

OBSERVATION XLIII

Wilson (C.J.) (Manchest. med. chronic., 1906, XLIV, p. 289).

Du 12 septembre au 8 octobre 1902 un malade est atteint de fièvre typhoïde. Le 20 novembre il éprouve une grande douleur dans la région lombaire. Le 11 décembre frisson et la température monte à 39°. La douleur augmente jusqu'au 28 janvier 1903 puis s'atténua.

Une gibbosité est constatée au niveau de la 2ᵉ et 3ᵉ vertèbres lombaires. La radiographie montre que l'ombre de la 2ᵉ lombaire est atténuée. Le malade utilisa les béquilles jusqu'en octobre 1904 et il garda un corset jusqu'en août 1905.

En mai 1906 il était complètement guéri.

OBSERVATION XLIV

GIBNEY (V.-P.) (New-York Med. Journal, 1907, LXXXV, p. 726).

Au cours d'une fièvre typhoïde très légère un homme de 28 ans, accuse de temps en temps des douleurs dans la partie inférieure de la colonne vertébrale. Cela ne l'empêcha pas de reprendre son existence normale lorsque quelques jours plus tard en faisant un exercice violent, le malade ressentit une vraie douleur dans les reins, se plia en deux et tomba.

Le malade garda le lit pendant quatre mois, les douleurs s'atténuèrent progressivement, mais la contracture musculaire persista plus longtemps.

La guérison fut complète 13 mois après le début des accidents vertébraux.

OBSERVATION XLV

GIBNEY (V.-P.) (New-York Med. Journal, 1907, LXXXV, p. 726)

Un homme de 40 ans, présente au cours d'une fièvre typhoïde grave, de la douleur et de la gêne au niveau des reins, phénomènes qui s'accentuent pendant la convalescence la douleur irradiant et suivant le trajet du nerf crural.

Un appareil d'immobilisation calme les douleurs et sept mois après le malade est guéri.

OBSERVATION XLVI

Le Breton (R.) (Journ. amer. med. assoc., nov. 1907, XLIX,
p. 1529).

Après une fièvre typhoïde légère un homme de 37
ans, reprenait son travail malgré une certaine gêne
dans les reins. Trois mois après, il fait une chute et
ressent une douleur extrême dans les reins. Il se met
au lit. On constate de la contracture musculaire, de la
rigidité de la colonne vertébrale dans sa partie inférieure, et la disparition de l'ensellure lombaire normale.
Les réflexes sont exagérés.

La guérison fut complète au bout de six mois.

OBSERVATION XLVII

Le Breton (R.) (Journ. amer. med. assoc., nov. 1907, XLIX,
p. 1529).

A la fin d'une dothiénentérie grave un homme de
40 ans se plaint d'une douleur vive et d'une grande
faiblesse dans la partie inférieure de la colonne vertébrale. Trois mois plus tard l'action prolongée du froid
détermina une exacerbation des douleurs telle que le
malade dut s'aliter.

On déterminait de la douleur en comprimant les
corps vertébraux à travers la paroi abdominale.

Les réflexes rotuliens étaient exagérés, il existait de
la trépidation épileptoïde.

Le port d'un corset le soulagea beaucoup et peu de temps après il put voyager.

OBSERVATION XLVIII

SILVER (D.) Typhoid spine (Amer. Journ. orth. surg., Philadelphia, octobre 1907, V, p. 191).

Il s'agit d'un garçon de 18 ans, qui au bout de six semaines d'une fièvre typhoïde ressent des douleurs dans le bas du dos. La radiographie montre l'absence du disque intervétébral compris entre la 1re et la 2e vertèbre lombaire représenté par une ombre dense.

L'apophyse épineuse de la 1re lombaire était saillante et Silver croit que l'on se trouve en présence d'une destruction partielle du disque.

OBSERVATION XLIX

MYERS (T.-H.) (Amer. Journ. orthop surg., 1907, V, p. 180).

La quatrième semaine d'une fièvre typhoïde un malade ressent des douleurs lombaires très vives. On applique un corset de plâtre qu'on dut enlever à deux reprises à cause des blessures produites. L'opération exigea chaque fois l'anesthésie.

Une cyphose existat sur les 1re, 2e et 3e lombaires. La radiographie montra une synostose entre les corps vertéraux des deuxième et troisième lombaires.

OBSERVATION L.

OGILVY (C.) (Journ. Amer. med. assoc. 1908, LI, p. 406).

Après une fièvre typhoïde et une pneumonie, un homme de 56 ans, éprouve de la douleur dans la région dorsale inférieure. Cette douleur, appréciable surtout en montant ou en descendant les escaliers, s'exagéra au point d'obliger le malade à cesser tout travail.

A côté d'une scoliose ancienne on observait une légère cyphose de l'apophyse épineuse de la septième vertèbre dorsale avec un peu de gonflement à ce niveau. La pression de cette vertèbre était douloureuse.

Les réflexes rotuliens se montraient exagérés.

L'application d'un corset entraîna la disparition de la douleur et la diminution de la cyphose qui finit par disparaître.

OBSERVATION LI

COSNER (L.-A.) (Med. Record., 1908, LXXIII, p. 668).

Le vingt-troisième jour de sa fièvre typhoïde, un cocher de 42 ans accuse des douleurs très vives situées dans la région lombaire et provoquées par le moindre mouvement.

On constata de l'hyperthermie, chaque ascension thermique coïncidant avec une crise douloureuse.

La numération des globules montra la présence de 11.800 globules blancs dès l'apparition des douleurs ; ce chiffre atteignit 14.400 et 17.600 les jours suivants, dont 84 % de polynucléaires.

Les douleurs cessèrent brusquement ; la contracture persista plus longtemps. Deux mois après le début des accidents vertébraux le malade commençait à marcher.

La radiographie montrait une ombre très nette entre la quatrième et la cinquième lombaire, remplissant complètement l'espace intervertébral.

OBSERVATION LII

HALPENNY (J.) (Surg. Gynéc. and. obst. Chicago, IX, 1909, p. 640).

Il s'agit d'un médecin atteint de fièvre typhoïde pendant une épidémie. Sa dothiénentérie dura du 12 décembre 1906 au 31 janvier 1907 et fut compliquée de parotidite. Le 31 janvier commence la défervescence.

En mars il voyagea et vit sa clientèle bien qu'il se sentît un peu courbaturé, lorsque le 22 mars des douleurs très violentes de la région lombaire l'obligent à s'aliter.

Croyant à l'existence d'un lumbago, il prit du salicylate de soude. La température monta à 40° puis redevint normale en quelques jours, en même temps que les douleurs cessaient.

Cette rémission ne dura que quelques jours. La fièvre et les douleurs reparurent plus intenses que jamais,

surtout du côté droit. Le malade évitait tout mouvement dans son lit.

La colonne vertébrale était rigide, sauf au niveau
de la région cervicale. Les apophyses épineuses des
douzième dorsale et première lombaire étaient sensibles à la pression.

Les réflexes rotuliens étaient exagérés, surtout à
droite. Il existait de l'hyperesthésie cutanée.

Le 11 avril, la température était de 39°-40°; le
pouls, 120-130.

Deux docteurs diagnostiquent une tuberculose vertébrale dorso-lombaire et ordonnent le repos absolu.

Fin mai, la température est redevenue normale, les
douleurs ont diminué, le pouls est à 80.

Fin juin, on applique un corset et le malade se lève
quelques instants tous les jours. En juillet, il reste
levé pendant deux heures. Au commencement du mois
d'août, un troisième docteur diagnostique une spondylite typhique et conseille un peu plus d'exercice.

La guérison fut complète à la fin du mois de septembre 1907.

OBSERVATION LIII

Whitе (The Journal of the americ. med. LII, 1909, p. 556).

Après une course en bicyclette, un garçon de 16
ans présente, six semaines après la guérison d'une
dothiénentérie légère, des douleurs très violentes dans
la région lombaire. Pendant quinze jours, il continue

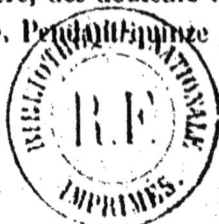

BARTHE — 7

à travailler, puis il est obligé de se mettre au repos au
lit.

Le malade se plaint d'une douleur en hémi-ceinture
à droite. Le corps de la deuxième vertèbre lombaire est
très sensible à la pression surtout à droite. La colonne
n'est pas déformée et la température oscille entre 38°5
et 39°.

Le moindre mouvement arrache des cris au malade.
Au repos, la douleur se produit par crises.

Un corset appliqué, la colonne vertébrale étant en
hyperextension donna de très bons résultats, et trois
mois après la guérison était complète.

OBSERVATION LIV

FRICK (A.). (Interst. med. Journ. Saint-Louis, XVII, nov. 1910,
p. 819).

A. K..., épicier, âgé de 31 ans, était atteint de fièvre
typhoïde au début de novembre 1905. Le 22 décembre il se levait et le 22 janvier 1906 il reprend son travail. Le 29 janvier, en se levant, le matin, il éprouve
une violente douleur au niveau de l'estomac et doit se
recoucher. Quelques heures après les douleurs se localisent dans le dos et les côtes.

Deux jours après la fièvre était de 103° F, le pouls,
120. La 12e vertèbre dorsale était sensible du côté droit.

Le 7 février apparaissent des contractions rythmiques des muscles abdominaux, synchrones avec le
pouls, qu'on arrêtait par la compression de l'aorte au

creux épigastrique. Le phénomène disparaissait également pendant le sommeil et après une injection de
morphine.

Le 14 février ces contractions rythmiques disparaissent et on note de la rigidité de la partie supérieure
droite de l'abdomen, pourtant insensible en tous ses
points. La rigidité disparut en 4 ou 5 jours.

Les douleurs persistent jusqu'au 22 février, exagérées par la toux. Le 22, la fièvre est de 103° F. ; on
compte 17.400 leucocytes. A partir de ce jour la température baisse, les douleurs s'atténuent.

Le 26 avril le malade se sent bien, mais il conserve
de la sensibilité au niveau de la 12e dorsale et de la
1re lombaire.

Cette sensibilité disparut rapidement dans la suite.

OBSERVATION LV

Frick (A.). (Interst. med. Journ. Saint-Louis, XVII,nov. 1910,
p. 819).

Pendant la convalescence d'une fièvre typhoïde légère un garçon de 18 ans éprouve des douleurs dans le
dos lesquelles l'obligèrent à garder le lit au bout d'un
mois.

Pendant huit jours la température resta à 39°. La
pression sur la tête du malade provoquait de la douleur au niveau de la 5e vertèbre lombaire dont l'apophyse épineuse était sensible à la percussion.

On notait l'exagération des réflexes du genou et la trépidation épileptoïde du pied.

La guérison fut obtenue au bout de trois mois par l'immobilisation et des compresses chaudes dans la région lombaire.

OBSERVATION LVI

Frick (A.). (Interst. med. Journ. Saint-Louis, XVII, nov. 1910, p. 819).

Le 8e jour de la convalescence d'une fièvre typhoïde suivie de rechute, un mouleur de 46 ans, ressent une vive douleur dans la région dorso-lombaire gauche, accompagnée d'un frisson intense de fièvre et de sueurs. Ces phénomènes se renouvelèrent à quatre ou cinq reprises, la semaine suivante ; la douleur toujours violente s'irradiait à gauche dans le thorax et dans les membres inférieurs. Le malade évitait tout mouvement.

Le réflexe rotulien était un peu lent. Les autres étaient normaux.

Trois mois après le malade était guéri par la simple immobilisation au lit.

OBSERVATION LVII

Goddu (L.-A.-O.) (Boston med. and surg. Journ., CLXII, 26 mai 1910, p. 711).

Un professeur, âgé de 3o ans, se plaint durant une fièvre typhoïde légère, d'une certaine gêne dans la région lombaire à droite.

Entré à l'hôpital le 5 janvier 1904 le malade en sort le 20 février.

Le 28 mai le malade souffrant toujours dans sa région lombaire consulte un chirurgien qui pensant à un calcul rénal le fait examiner aux rayons X. La radiographie ne montre ni lésion rénale ni lésion vertébrale.

Quelques temps après la douleur augmente et se localise nettement vers la région lombaire, irradiant vers le scrotum de la hanche.

Une nouvelle radiographie faite le 28 juin montra une lésion de la 12e vertèbre dorsale et de la 1re vertèbre lombaire.

Un corset soulage le malade qui part en vacances. Immédiatement après le voyage les douleurs reparaissent par crises violentes accompagnées de fièvre (39°), de contracture des muscles de l'abdomen et de crampes dans les membres inférieurs. La morphine seule calmait un peu ces douleurs.

Le malade rentre à l'hôpital Carney à Boston. Il s'immobilise dans son lit. La douleur siège des deux côtés de la région lombaire. Les muscles spinaux et abdominaux sont contracturés. La constipation est opiniâtre, le pouls = 100, la température = 38°, 38°5, les réflexes sont exagérées légèrement.

On appliqua un nouvel appareil plâtré et la guérison se fit lentement.

OBSERVATION LVIII

Carlini (Rock) et King (L.-B.) (The Lancet London, 23 avril 1910, p. 136).

Traité pour une appendicite un marin de quinze ans est atteint du 25 juin 1909 au 15 juillet d'une fièvre typhoïde, comme le prouve le séro-diagnostic.

Le 20 juillet on constate de la fièvre expliquée par une collection suppurée au niveau de l'abdomen. Une laparotomie permit de la vider, de la drainer et la température redevint normale.

Guéri le 26 août le malade reprit son travail.

En octobre il se plaint du dos, s'alite et rentre à l'hôpital.

La 11e, la 12e vertèbre dorsale et la 1re lombaire étaient légèrement proéminentes. La pression de leurs apophyses épineuses était douloureuse. Dans la région dorso-lombaire on observait une légère scoliose à concavité droite, compensée par une scoliose de la région dorsale supérieure. Les muscles des gouttières vertébrales étaient contracturés dans la région dorso-lombaire.

Les réflexes étaient un peu exagérés, la sensibilité normale.

La radiographie faite le 17 octobre montre une forte ombre qui déborde les limites normales des vertèbres, au niveau des 9e, 10e et 11e vertèbres dorsales. Le bord droit de cette ombre était régulier, le bord gauche au contraire était irrégulier, mal délimité.

Trois semaines après une deuxième radiographie montre que le processus s'est étendu vers les articulations costo-vertébrales.

OBSERVATION LIX

POTTER (B.) (Société médicale des hôp. de Paris, n° 26, 30 juin 1910, p. 811).

Il s'agit d'un Autrichien de 30 ans, soigné pour une fièvre typhoïde à l'hôpital français de New-York du 11 août au 11 octobre 1911.

Sorti de l'hôpital il se plaignait de temps en temps de douleurs sur le côté droit de l'épine dorsale et sous les dernières côtes, vives la nuit, ces douleurs l'éveillaient à 4 heures du matin. Progressivement ces douleurs se prolongèrent, durèrent toute la journée.

Après un voyage de 6 heures en chemin de fer il fut pris de douleurs violentes et de fièvre. Constantes ces douleurs augmentaient par le mouvement ; elles s'étendaient aux muscles de l'abdomen et provoquaient de la contracture.

Les réflexes rotuliens étaient exagérés ; la colonne vertébrale rigide montrait une légère scoliose à concavité gauche située depuis la dernière vertèbre dorsale jusqu'au sacrum.

Tout mouvement du rachis était douloureux. La

pression sur les 10ᵉ, 11ᵉ et 12ᵉ vertèbres dorsales, les 10ᵉ et 11ᵉ côtes droites était douloureuse.

Température 40°3, pouls 130, leucocytes = 8000.

Les jours suivants la température baisse ainsi que le chiffre des leucocytes (5200).

Le 4 février on radiographie le malade ce qui entraîne une élévation thermique et une recrudescence des douleurs ; le chiffre des leucocytes est de 12200 le 6 février.

Le 7, ces divers phénomènes s'amendent, la réaction de Widal est positive et l'on porte le diagnostic de spondylite typhique.

Le 12 février on applique un corset.

Le 19 février on radiographie le malade sans corset. On constate une réduction de moitié de l'espace intervertébral entre les 10ᵉ et 11ᵉ vertèbres dorsales. La surface supérieure de la onzième dorsale ne montre pas surtout à gauche un contour régulier et net comme normalement.

Le 16 mai le malade travaille en portant son corset.

La colonne est rigide, la scoliose persiste, les réflexes du genou restent exagérés, mais l'état général est bon et les douleurs ont disparu.

Le 24 mai on examine d'autres radiographies qui montrent une réduction du disque intervertébral compris entre les 10ᵉ et 11ᵉ dorsales, le contour de ces vertèbres est peu net ; la densité des parties des corps vertébraux en contact avec le disque lésé paraît augmentée.

OBSERVATIONS LX, LXI, LXII, LXIII, LXIV

JOSEPHOVICH (Charkowsky med. Journ., XI. Janv. 1911, p. 54)
(Analysé par GUIBÉ, Journ. de Chirurgie, mai 1911, p. 525).

Cinq observations paraissant calquées l'une sur l'autre. Le début de ces spondylites typhiques est insidieux et survient à la fin de la fièvre typhoïde. Les douleurs augmentent progressivement, sauf dans le premier cas, où la douleur fut brusque, accompagnée de fièvre.

Le symptôme principal est la douleur lombaire, irradiant de façon variable vers les régions voisines.

Il y a de la raideur du rachis, de la sensibilité à la pression sur les apophyses ou les corps vertébraux des 1re et 2e lombaires.

Les réflexes sont tantôt exagérés, tantôt normaux, manquent parfois. On nota des crampes et des zones d'hyperesthésie.

L'évolution se fit lentement par périodes de rémission alternant avec des périodes d'aggravation. La guérison était complète au bout de 12 mois.

L'immobilisation complète au lit est le meilleur traitement.

L'examen radiographique de quatre cas montre que les lésions siègent au niveau des 3e et 4e vertèbres lombaires. Le disque intervertébral est usé, la fente intervertébrale disparaît ou se montre rétrécie. Les lésions du tissu osseux sont moins marquées et n'intéressent que les parties voisines du disque. L'appareil ligamenteux périphérique est parfois ossifié, Jamais on n'a constaté de lésion destructrice dans le tissu osseux du corps vertébral.

Ces lésions étaient déjà apparentes trente-six jours après le début de la spondylite.

OBSERVATION LXV.

CURTILLET (J.) et LOMBARD (P.) (Province médicale, n° 32, 12 août 1911).

Il s'agit d'une jeune fille de 15 ans, qui en septembre 1910 tomba malade et fut traitée pour un embarras gastrique fébrile. La malade allait mieux lorsque survinrent de vives douleurs dans la région lombaire qui l'obligent à garder le lit jusqu'en mars. A cette époque les douleurs s'atténuèrent et la malade put venir à la consultation et rentrer à l'hôpital.

Le 5 avril la malade accuse une douleur sourde dans la région lombaire, les flancs et au niveau de la paroi abdominale antérieure. Cette douleur présente des exacerbations et tout mouvement au lit l'exagère. La colonne vertébrale est droite. Les apophyses épineuses des quatrième et cinquième vertèbres lombaires sont très sensibles à la pression.

Egalement la pression sur les lames, des masses latérales est douloureuse dans la région.

La pression, à travers la paroi abdominale est douloureuse sur toutes les vertèbres, de l'ombilic jusqu'au pubis. La pression brusque sur les épaules est également douloureuse. Tout mouvement du rachis est impossible au niveau de la région lombaire. La malade ne peut s'asseoir, ni se coucher sur le ventre. La marche et la station debout sont impossibles.

Les membres inférieurs ne présentent rien d'anormal.

De chaque côté une zone d'hyperesthésie part de la crête épinière, contourne le flanc et descend jusqu'au pubis le long du pli inguinal.

A gauche une autre zone d'hyperesthésie descend sur la face externe de la cuisse de la crête iliaque jusqu'au du genou.

Pas de troubles des sphincters, pas de modification de la sensibilité de l'anus et des organes génitaux.

Le séro-diagnostic est positif au 1/300.

Ces divers signes font penser à une lésion osseuse du rachis, que l'on doit rattacher à une dothiénentérie méconnue.

La radiographie montre des lésions intéressant les 4e et 5e vertèbres lombaires. Le bord inférieur de la 4e, bord supérieur de la 5e sont peu nets irréguliers, dentés et l'intervalle qui les sépare réduit à une ligne sinueuse, étroite.

Le corps de la cinquième lombaire paraît condensé.

Aussitôt on met la malade en extension continue.

L'épreuve de la tuberculine est négative. En juin les douleurs spontanées ou provoquées ont disparu. L'hyperesthésie disparaît également et la colonne lombaire retrouve sa mobilité.

Pendant son séjour à l'hôpital il n'y a jamais eu d'hyperthermie.

OBSERVATION LXVI

ARDIN-DELTEIL et MAX COUDRAY (Progrès médical, n° 32 12 août 1911, p. 385).

E. M..., 12 ans, entre à l'hôpital le 24 novembre 1910, au 22ᵉ jour d'une fièvre typhoïde. Celle-ci fut longue et grave. Le 25 décembre l'enfant entre en convalescence.

Le 30 décembre de violentes douleurs apparaissent dans la région lombaire, à droite ; la température monte à 38°, le pouls passe de 76 à 88.

Le 31 décembre les douleurs moins vives présentent des crises arrachant des cris à l'enfant ; elles se reproduisent 3 à 4 fois dans la journée et durent parfois 2 à 3 heures. Ces douleurs irradient dans le flanc droit en hémi-ceinture.

La région douloureuse est limitée en haut par la 12ᵉ côte, en bas par la crête iliaque, en dedans par la colonne lombaire, en dehors sa limite est moins précise, les douleurs s'atténuant à mesure qu'on se rapproche de la ligne médiane. Dans ce quadrilatère on note des zones d'hyperesthésie cutanée. La pression sur les apophyses transverses droites est très douloureuse. Il existe des douleurs irradiées dans la cuisse et la jambe droites.

La région douloureuse est rigide, tendue, contracturée.

La mobilisation de la colonne vertébrale est impossible.

Une pression sur la tête réveille la douleur lombaire.

Les réflexes sont normaux ; les membres amaigris.

La température = 39°, le pouls = 112.

Les jours suivants les douleurs persistent, l'état général reste bon.

On assiste à une série de rémissions et de recrudescences lorsque le 21 janvier la température redevient normale et la douleur disparaît.

Le 24 janvier les douleurs et la fièvre réapparaissent par crises s'espaçant et s'atténuant de plus en plus.

La contracture unilatérale persiste et lorsque l'enfant se lève le 29 janvier on constate une scoliose très marquée avec une courbure de compensation. L'enfant a une attitude soudée. Les mouvements de rotation de la colonne lombaire sont abolis. La pression sur les apophyses reste douloureuse.

Le 11 février la douleur, la contracture et la scoliose ont disparu. Une radiographie ne montre rien d'anormal et le 9 mars l'enfant est complètement guéri.

OBSERVATION LXVII
MAC-CRAE (T.) (Bull. of the John Hopkins Hospital, 1911, n° 210).

Un homme de 45 ans, entré à l'hôpital le 9 novembre 1908 pour une fièvre typhoïde, présente des accidents tétaniformes et sort en apparence guéri le 8 janvier 1909.

Le 15 mars, il ressent quelques douleurs dans la région lombaire et huit jours plus tard il se voit obligé d'interrompre son travail.

Il rentre à l'hôpital le 17 avril 1909 ; son état général est bon ; on note une scoliose lombaire marquée — il y a peu de douleur lorsqu'on presse sur les apophyses épineuses — les muscles des gouttières vertébrales sont contracturés et la colonne vertébrale est à peu près immobilisée.

La température de 37°8 redevient normale quelques jours après. Les réflexes sont un peu exagérés.

Les jours suivants, la pression sur la quatrième vertèbre lombaire détermine une douleur.

Le 22 avril, la radiographie montre une ossification des ligaments latéraux dans la région lombaire.

Du 23 au 27 avril, la température remonte à 39°4. Pendant deux jours on observe de la rétention d'urine. La rate est grosse, l'état général mauvais ; l'hémoculture donne du bacille d'Eberth. Pendant ces cinq jours les douleurs sont plus vives, le malade ne fait pas un mouvement.

Le 8 mai, la température est normale. On compte 6.800 leucocytes. Un corset plâtré est appliqué le 20 mai et le malade quitte l'hôpital le 8 juin.

Le 18 juillet on enlève l'appareil. La scoliose et la douleur ont disparu. La guérison est complète quatre mois après.

OBSERVATION LXVIII.

Forestier (H.) (Bulletin de la Société de Médecine de Paris, 1912, n° 6, p. 313).

En janvier 1908, M. P..., 29 ans, attaché d'ambassade, contracte la fièvre typhoïde en Orient. Des douleurs aux deux hanches, puis au dos surviennent la cinquième semaine de l'évolution de la dothiénentérie. Celle-ci est terminée vers la sixième semaine, les douleurs se localisent au dos entraînant de la raideur et de la gêne pour marcher.

Rentré en France, un médecin consulté diagnostique une spondylite typhique et après cinq semaines de repos, le malade est envoyé à Aix-les-Bains, où l'auteur l'examine.

Le 1er août. — État général satisfaisant. Attitude raide du sujet portant la tête en avant et dans les épaules. La douleur siégeant dans le bas du dos augmente après le repos au lit et après une heure de station debout ou de position assise.

La marche, la toux, l'éternuement aggravent la douleur.

La cambrure lombaire a disparu. Le dos est aplati. Dans la marche, la région lombaire reste rigide. Les mouvements de flexion du rachis sont à peu près impossibles.

La pression sur les épaules ou la tête provoque de la douleur lombaire, les apophyses épineuses lombaires sont douloureuses à la pression. Celle de la troisième vertèbre lombaire est saillante, épaissie.

L'examen des organes est négatif. Les réflexes sont à peu près normaux. Le traitement thermal appliqué prudemment donne une sensible amélioration en un mois. Dans la suite, la guérison se compléta rapidement.

OBSERVATION LXIX

Ardin-Delteil, Raynaud et Coudray (Soc. Méd. des Hôp. de Paris, n° 21, 20 juin 1912).

S. P..., 10 ans, entre à l'hôpital le 14 octobre 1911, atteint d'une fièvre typhoïde, dont le début remonte au 1er octobre. Cette dothiénentérie évolue normalement jusqu'au 27 octobre, où l'enfant est pris de violentes douleurs dans la région lombaire gauche qui irradient vers la hanche et la fesse gauches. Le moindre mouvement fait pousser des cris au malade.

La douleur constante s'exacerbe parfois en crises très violentes et des élancements plus vifs sont ressentis dans tout le membre gauche.

Les exacerbations sont comparées par l'enfant à des brûlures.

Le malade est couché sur le côté gauche en chien de fusil, les jambes fléchies sur les cuisses et celles-ci sur le bassin.

Le malade éprouve une véritable phobie de l'exploration. La recherche des points de Walleix montre

leur absence, sauf celui du creux poplité. La pression
révèle de la douleur en dehors du trajet du sciatique
suivant une zone étendue transversalement.

La recherche du signe de Lassègue montre que la
flexion de la cuisse sur le bassin est douloureuse, que
la jambe soit fléchie ou étendue et la douleur se localise dans la région sacro-lombaire. L'articulation coxo-
fémorale n'est pas douloureuse.

L'examen de la région lombo-sacrée montre :

Une forte contracture des muscles de la région sacro-
lombaire gauche.

La contracture des muscles de la paroi abdominale,
plus prononcée à gauche.

L'hyperesthésie de la région sacro-lombaire.

De la douleur à la pression des apophyses épineuses
des troisième, quatrième et cinquième vertèbres lombaires.

La pression sur les muscles voisins ne détermine
pas cette douleur.

Tout mouvement de la colonne lombaire est impossible. On peut asseoir le malade sur le bord du lit, les
jambes étant pendantes, mais non pas dans son lit les
jambes allongées.

L'ensellure lombaire normale a disparu.

On observe une scoliose lombaire à convexité droite
compensée au-dessus par une scoliose inverse. Le petit
malade ne peut pas se tenir debout.

L'exploration de la sensibilité cutanée montre une
bande très nette d'hypoesthésie au tact et à la piqûre,

sur la face interne de la cuisse et de la jambe gauche
répondant au territoire de distribution de la quatrième
racine lombaire.

Le réflexe rotulien droit est un peu exagéré, le gauche est moins brusque. Les réflexes plantaires se font
en flexion des deux côtés.

Il n'existe aucune modification de l'excitabilité électrique dans le membre inférieur gauche.

Les phénomènes douloureux n'ont pas aggravé
l'état général, mais le sommeil est troublé par les crises douloureuses.

Rien ne peut calmer les douleurs, si ce n'est l'im-
mobilité qui les apaise un peu.

Le 9 novembre, les douleurs spontanées étant moins
vives, on peut nettement localiser la douleur au niveau
des troisième, quatrième, cinquième lombaires et de
l'articulation lombo-sacrée. La colonne est rigide.

Le 10 novembre, une ponction lombaire décèle une
hypertension énorme du liquide céphalo-rachidien,
qui jaillit à 50 centimètres.

Le liquide examiné montre de l'hyperalbuminose ;
il n'existe pas de réaction cellulaire marquée et l'ensemencement reste négatif.

A dater de la ponction lombaire les douleurs spontanées et provoquées s'apaisent ; les mouvements pas-
sifs du membre inférieur gauche sont possibles et
moins douloureux.

La pression sur les apophyses ne réveille qu'une
faible douleur, mais persistent la raideur de la colonne

vertébrale, l'effacement de l'ensellure lombaire, la scoliose et la contracture des muscles abdominaux.

Le 20 novembre commence la convalescence de la
fièvre typhoïde. L'enfant a une démarche pénible, son
aspect est soudé, hanché à gauche, il se meut d'une
seule pièce et pour se baisser il se comporte comme
un Pottique. La pression sur les épaules ne réveille
plus de douleur lombaire.

Le 30 novembre toute douleur a cessé : la scoliose
et la raideur persistent, mais atténuées.

Le 2 décembre, la guérison est complète.

Deux radiographies furent prises, l'une le 7 novembre, l'autre le 20 décembre. Elles montrent que les
espaces intervertébraux compris entre les troisième et
quatrième, les quatrième et cinquième vertèbres lombaires ne présentent pas les échancrures latérales normales. Ces échancrures sont comblées notamment
entre les quatrième et cinquième lombaires.

De plus, le bord supérieur de la cinquième lombaire
est flou, peu net. Le disque intervertébral n'est pas
aminci, il n'y a pas eu tassement de la colonne vertébrale. Seule la largeur de ce disque a été augmentée.

OBSERVATION LXX

VERDOUX (Revue d'orthopédie 1er septembre 1912, p. 405).

Le 11 mai 1910 Lucie R...., 17 ans, est admise à la
Pitié pour une fièvre typhoïde grave. Le 17 juin elle
entrait en convalescence. A ce moment il lui était im-

possible de s'asseoir, cette position provoquant l'apparition de douleurs lombaires violentes. La position allongée sur le dos ou le côté était également douloureuse et pendant son séjour au lit la malade se tenait demi-fléchie maintenant le dos et les lombes avec des oreillers. Sur le dos du pied droit, au niveau du cinquième métatarsien se montrent du gonflement et de la rougeur.

Sorti le 21 août 1910, elle rentre le 2 novembre suivant.

La malade souffre atrocement des reins. « Elle raconte que le 28 août elle alla dans l'Yonne, fit de longues promenades jusqu'à ce que au bout de quatre jours des douleurs très vives dans la région lombaire l'obligent à garder le lit. Au début de septembre, ces douleurs persistent sous forme de crises et la malade entre à l'hôpital de Villeneuve-sur-Yonne.

La douleur de la région lombaire persiste et un abcès s'ouvre sur le pied droit au niveau du gonflement déjà signalé. En même temps un autre abcès se formait sur la main droite à la partie moyenne du troisième métacarpien.

Le malade reste 6 semaines à Villeneuve-sur-Yonne, sort avec les mêmes douleurs et rentre à l'hôpital de Paris le 2 novembre.

La malade insiste sur sa douleur lombaire qu'elle compare à des coups de marteau ; douleur tantôt peu marquée, tantôt très violente.

La malade repose sur la fesse droite ; elle est inclinée

sur le côté droit il y a une ensellure lombaire énorme qui permet de passer le poing entre le dos et le lit.

Les jambes sont un peu fléchies sur les cuisses, celles-ci sur l'abdomen.

La malade se met debout très difficilement; une fois debout il faut la soutenir. Elle s'appuie et s'incline sur le côté droit.

L'ensellure est formée par les vertèbres lombaires et les dernières dorsales. Il existe également une scoliose marquée dans la région lombaire.

La flexion de la colonne et la marche sont impossibles.

La pression et la percussion des apophyses épineuses ne réveillent aucune douleur. Les muscles ne semblent pas contracturés.

Il n'existe aucun trouble nerveux ou sphinctérien.

Les paroxysmes douloureux sont parfois si violents qu'ils exigent la morphine.

Le 22 novembre les muscles réagissent normalement à l'excitation électrique. Le 25 novembre les douleurs s'atténuent ; l'amélioration s'accentue les jours suivants et le 5 décembre on peut obtenir une radiographie.

En janvier les douleurs lombaires réapparaissent mais moins vives ; elles obligent la malade à rester couchée quelques jours.

En février 1911 la malade marche seule, la raideur et l'ensellure de la colonne persistent. Dans la suite

toute douleur lombaire disparaît et la malade fléchit
assez facilement le tronc.

Il est important de noter que jamais au cours de
l'évolution, même au moment des paroxysmes douloureux, la température ne s'est élevée.

OBSERVATION LXXI.

Ayclair (J.) et Weissenbach (R.-J.) (Bull, Société Méd. des Hôp.
de Paris oct. 1912).

Albert D..., entre à l'hôpital le 14 août 1911, au déclin d'une fièvre typhoïde traitée depuis un mois.

Antécédents chargés : père mort de fluxion de poi-
trine, mère syphilitique ancienne.

Peu après sa naissance le malade perd les 3e et 4e
orteils droits et les 4e et 5e à gauche.

A six ans toux, expectoration sans hémoptysie. A 8
ans rougeole, oreillons, variole et scarlatine. A 12 ans
lésions multiples d'hérédo-syphilis. A 16 ans congestion pulmonaire.

Au début de juillet 1911, fièvre typhoïde d'intensité moyenne. Quand il entre le séro-diagnostic est positif à 1,160. Le malade semble entrer en convalescence lorsque le 21 août survint une rechute. Amélioration et le 12 septembre nouvelle rechute.

Du 30 septembre au 5 octobre le malade va bien et
s'alimente.

Le 6 octobre le malade se plaint d'avoir éprouvé dans

la nuit une violente douleur dans la région lombaire,
la température est de 37°8, le pouls 100.

On pense à une troisième rechute et on prescrit le
régime lacté.

Le 7 octobre la température est de 39°6 le soir ; le
pouls 110.

Le 8 octobre, il n'existe aucun signe digestif; le malade se plaint toujours de douleurs lombaires exagérées par les mouvements et empêchant le sommeil ;
elles siègent surtout à gauche de la ligne médiane.

Le 10 octobre. — La température est normale ; les
douleurs persistent ; il y a une légère scoliose à concavité gauche, de la contracture. Les apophyses épineuses des 3e et 4e lombaires sont douloureuses à la
percussion.

Il y a des irradiations douloureuses en ceintures ; les
réflexes sont légèrement exagérés.

Après une atténuation des douleurs lombaires il se
produit une recrudescence le 10 novembre : ces douleurs, plus vives la nuit que le jour, sont bien localisées, plus intenses à gauche qu'à droite.

Tous les mouvements les exagèrent et surtout la position assise.

La pression sur les épaules réveille la douleur lombaire que la percussion des apophyses épineuses loca-
lisé au niveau des 3e et 4e lombaires.

Les muscles de la paroi abdominale sont contracturés ainsi que les muscles des gouttières lombaires.

Du côté gauche existe une zone d'hyperesthésie cutanée étendue des dernières côtes au pli inguinal. A droite la sensibilité est normale.

Pas de troubles au niveau des membres inférieurs, ni dans les divers organes.

Le 17 novembre la ponction lombaire donne un liquide clair, sans albumine, réduisant la liqueur de Fehling ; la réaction cellulaire est nulle et l'ensemencement négatif.

Le 18 novembre, la ponction lombaire n'a pas amélioré les symptômes.

Le 21 novembre le docteur Aubourg prend trois clichés radiographiques qui ne montrent pas de lésions organisées du disque intervertébral ou des corps vertébraux.

Le 28 novembre même état que le 10. On applique un corset plâtré.

L'amélioration est immédiate et le 10 janvier 1912 le malade quitte le service guéri.

Un deuxième examen radiographique fait le 22 décembre n'avait montré aucune lésion.

OBSERVATION LXXII

AUCLAIR (J.) et WEISSENBACH (R.-J.) (Bull, Société Méd. des Hôp. de Paris oct, 1912).

Charles G..., 15 ans et demi, apprenti mécanicien, entre à l'hôpital pour une fièvre typhoïde le 1er novembre 1911.

Le 28 novembre, la température était descendue à

37°. Le lendemain, la température remonte à 38°8. Il n'existe aucun signe digestif, pas de taches rosées et le malade n'avait pas été alimenté.

Le 2 décembre, le malade, en se retournant dans son lit, éprouve une violente douleur dans la région lombaire, qui l'immobilise aussitôt. Cette douleur empêche tout sommeil, s'atténue le 3 au matin pour reparaître plus vive dans la nuit du 3 au 4.

Cette douleur continue s'exaspère par le mouvement. Les deuxième, troisième et quatrième vertèbres lombaires sont les plus sensibles à la palpation de leurs apophyses épineuses. Les muscles des gouttières sont contracturés. Il n'existe pas d'irradiation douloureuse ni de troubles de la sensibilité cutanée ; les réflexes sont exagérés.

La ponction lombaire donne un liquide normal.

Le séro-diagnostic est positif au 1/100. L'hémoculture est négative.

On immobilise et on fait de la révulsion. Dans les jours qui suivent, la douleur s'atténue et la fièvre augmente (40° le 13 décembre).

Le 13 au soir, la douleur réapparaît plus violente que jamais et le lendemain on retrouve à un degré plus élevé les signes observés le 4. Le pouls est à 140. Température, 39°8.

Le 16, les douleurs spontanées sont un peu moins vives ; le séro-diagnostic est positif à 1/200, l'hémoculture est négative. On compte 3.600.000 globules rouges pour 16.500 globules blancs, dont 84 % de polynucléaires.

Le 22 décembre, première radiographie montrant une déviation, à droite du rachis sur les première, deuxième, troisième lombaires comme si le disque intervertébral était aminci à droite. La quatrième lombaire était horizontale.

Le 24 décembre, même état. Température, 40°. Pouls, 128. Malade très amaigri. Liquide céphalo-rachidien normal.

4 janvier 1912. La veille, la température qui jusque-là s'était abaissée remonte à 40°8; en même temps, le malade se plaint d'une vive douleur à la partie supérieure de la colonne dorsale. La percussion localise la douleur au niveau de la quatrième vertèbre dorsale.

Le 8 janvier cette douleur dorsale a disparu.

16 janvier. Douleurs légèrement atténuées. Température au-dessous de 38°. La scoliose s'est accentuée, réflexes exagérés ; zone bilatérale d'hyperesthésie cutanée s'étendant du rebord costal à la racine des membres, prédominante à droite. Les réflexes sont exagérés.

23 janvier 1912. Même état. La scoliose mesure 4 centim. de flèche, les douleurs toujours vives sont réveillées par la palpation et la percussion des apophyses épineuses des 3° et 4° vertèbres lombaires et à 4 centimètres à droite de la ligne médiane. On pose un corset plâtré.

7 février. Les douleurs spontanées ont disparu depuis huit jours, le malade ne peut marcher le membre

inférieur droit se dérobant ; le quadriceps de ce côté est très amaigri. A droite le *réflexe rotulien est aboli*, les autres réflexes de ce côté sont exagérés.

27 février. L'amélioration persiste, les réflexes sont normaux, la scoliose est diminuée (1 cm. de flèche), la raideur rachidienne persiste. La percussion révèle encore de la douleur au niveau de la 4e lombaire.

29 février. La radiographie montre que les espaces intervertébraux sont opaques, mal limités entre les 3e, 4e et 5e vertèbres lombaires.

Les corps vertébraux (3e, 4e et 5e) sont moins transparents comme entourés d'une gangue organisée.

15 mars. Le corset plâtré est enlevé. Les douleurs ont disparu. Le malade marche facilement. L'état général est excellent. Il persiste un peu de raideur rachidienne, la scoliose a disparu en totalité.

Le malade sort le 4 avril. Revu le 25, il existe encore une gêne de la flexion du rachis.

Une troisième radiographie montre la « même organisation périvertébrale autour des 3e, 4e et 5e vertèbres lombaires et même disparition des espaces interbraux 3-4 et 4-5 ».

On a plutôt l'impression d'une périostite que d'une ostéite.

Revu en septembre 1912 le malade va très bien, mais présente les mêmes lésions radiographiques et une légère raideur de la colonne vertébrale lombaire.

OBSERVATION LXXIII

Tapie (J.) (Toulouse médical, n° 16, 1ᵉʳ sept. 1913).

L'auteur décrit une spondylite typhique à forme pseudo-paraplégique observée chez un gendarme, Pierre R..., 32 ans.

En octobre 1912 P. R..., contracte une fièvre typhoïde qui le tint alité pendant deux mois. Pendant l'évolution de la maladie, on note des complications multiples (hémorragies intestinales, myocardie, ictère, phénomènes nerveux). La convalescence fut longue. Le malade reprend son service le 15 mars guéri, sauf une légère déformation de la main gauche avec diminution de la force musculaire à ce niveau tenant à des troubles névritiques du nerf cubital survenus au cours de la dothiénentérie.

Le 18 mars après une course en bicyclette (60 kil.), au cours de laquelle le malade se sentit très fatigué il ressent des douleurs de plus en plus vives dans la région lombaire irradiant le long de la face postérieure des membres inférieurs.

Il continue cependant à faire des travaux peu pénibles, pendant 10 jours. A ce moment le malade souffre au point qu'il ne peut plus se lever. Tout mouvement dans son lit éveille une douleur extrêmement vive. Cette douleur présente des paroxysmes survenant à toute heure du jour et de la nuit.

Un docteur appelé fit le diagnostic de sciatique double, recourut aux pilules analgésiantes, à la morphine et appliqua des pointes de feu sur la colonne vertébrale. Les douleurs persistent puis s'atténuent spontanément. Le malade entre à l'hôpital d'Auch le 24 mai.

C'est un homme robuste, ses membres inférieurs sont en extension complète et atrophiés ; le malade soulève ses jambes avec difficulté ; l'abduction et la rotation de la cuisse sont possibles. Pas de déformation, pas de troubles trophiques cutanés aux membres inférieurs, muscles de la jambe mous, avec atrophie plus prononcée à gauche.

Pour s'asseoir le malade doit recourir à un aide, la station debout est impossible, les jambes étant faibles et la douleur rachidienne devenant intolérable. Le signe de Lasègue est à peine ébauché, les points de Walleix manquent. Les réflexes sont normaux. La sensibilité objective n'est pas troublée.

Les douleurs spontanées, fulgurantes sont plus accentuées à gauche. La colonne lombaire est rigide, la contracture musculaire intense. Les 3e, 4e et 5e lombaires sont douloureuses à la pression avec maximum sur la 3e vertèbre lombaire.

Les sphincters sont intacts, la pupille normale. Etat général bon.

Les troubles de la main gauche restent stationnaires.

Le sérum du malade agglutine le bacille d'Eberth au 1/50.

Le 27 mai la ponction lombaire donne un liquide
clair hypertendu hyperalbumineux sans réaction cellulaire. Elle est suivie d'une amélioration considérable.
Les douleurs s'atténuent et le lendemain le malade s'asseyait seul sur son lit.

Le traitement consiste dans le repos au lit en extension et en frictions quotidiennes de pommade au collargol au niveau de la région lésée.

Le 8 juin le malade se lève et fait quelques pas sou-
tenu par deux aides.

En 20 jours le malade qui était très amaigri augmente de 10 kilos.

Les douleurs n'ont pas reparu mais la colonne lombaire reste rigide et sensible à la pression.

(La parésie des membres inférieurs avec légère atrophie musculaire a été déjà signalée dans une observation de Winokurow en 1901.)

OBSERVATION LXXIV

Philibert (Revue d'orthopédie, n° 5, 1er septembre 191".

Jacques L..., 14 ans, sellier, entre le 17 juillet 1913
à l'hôpital Trousseau pour une fièvre typhoïde qui évolue normalement jusqu'au 10 août. Ce jour-là débute
une rechute grave qui dure jusqu'au 8 septembre. A
cette date la température redevient normale mais pour
quelques jours seulement. En effet, le 13, le malade
accuse des douleurs lombaires et sa température remonte à 38°. Les douleurs d'abord sourdes irradient

parfois vers la fesse et le trochanter droits ; elles surviennent par crises que réveillent la toux et les mouvements. Le malade ne peut rester assis tellement les douleurs sont vives dans cette position.

Le 24 septembre le malade présente de la congestion pleuro-pulmonaire. A ce moment la colonne n'est pas déformée. Les apophyses épineuses ne sont pas douloureuses à la pression ; au contraire la palpation des masses lombaires arrache des cris au patient.

Les réflexes, les sphinters sont normaux.

La congestion pleuro-pulmonaire guérit; les douleurs s'atténuent après avoir augmenté d'intensité pendant une vingtaine de jours.

Le 20 octobre on note une cyphose des 2°, 3° et 4° vertèbres lombaires et leurs apophyses sont sensibles à la percussion. Il existe une légère scoliose à convexité gauche et une tension des corps vertébraux faisant saillie à gauche sous la peau, les apophyses transversales gauches des 3° et 4° lombaires.

La colonne lombaire est rigide, ses muscles contracturés.

On note une légère hyperesthésie du côté gauche, les réflexes rotuliens sont exagérés surtout à droite.

A partir du 11 novembre l'état de l'enfant s'améliore.

On applique un corset plâtré le 15 ; le 8 décembre il quitte l'hôpital.

Revu le 13 avril 1913 on constate que la gibbosité s'est atténuée, les apophyses transverses gauches des 3° et 4° lombaires sont un peu saillantes sous la peau,

Quand le malade incline le tronc en avant, la scoliose a disparu, les douleurs n'ont plus reparu et le malade a repris son métier.

Cette observation est accompagnée de photographies et de radiographies montrant les déviations et les lésions de la colonne vertébrale.

OBSERVATION LXXV

SIREDEY (A.), Mlle DE JONG et MILLION (M.) (Bull. et Mém. Soc. Méd. des Hôp. de Paris, n° 11, 16 avril 1913, p. 680).

Une épicière, P..., âgée de 42 ans, est atteinte de fièvre typhoïde le 24 octobre 1912. Dix-huit jours après le début de la maladie, apparaissent des douleurs lombaires plus prononcées du côté gauche avec irradiations le long de la face externe de la cuisse jusqu'au genou. Ces douleurs survenaient lorsque la malade s'asseyait et la station debout était moins pénible que la station assise.

La malade se lève pendant trois jours après le début de ces douleurs pendant deux ou trois heures. Le troisième jour, la violence des douleurs oblige la malade à se recoucher au bout de deux heures. Tous les mouvements devenaient pénibles, la douleur devient continuelle et le 30 novembre les crises prirent un caractère subintrant avec toujours prédominance du côté gauche.

Le 1ᵉʳ décembre, ventouses scarifiées au niveau de la région lombaire ; les jours suivants, pointes de feu, salicylate de méthyle et aspirine. Les résultats furent médiocres. Les crises douloureuses persistent, augmentent surtout la nuit.

Le 10 décembre, la malade rentre à l'hôpital avec de la rétention d'urine qui nécessite des sondages. La constipation est opiniâtre. L'examen de la malade est impossible à cause des douleurs provoquées par la moindre pression ou le moindre mouvement.

Le trajet du crural ou du sciatique n'est pas particulièrement douloureux. La douleur présente son maximum de la première à la troisième lombaire et au niveau de l'articulation sacro-lombaire plus prononcée à gauche qu'à droite. Il existe de la contracture de la masse sacro-lombaire. Réflexes rotuliens exagérés. Pas de troubles de la sensibilité.

La température est à 38° le jour de l'entrée ; elle descend à 37°4 les jours suivants.

Le 11 et le 13 décembre on donne de la morphine en piqûres, de l'aspirine en cachets.

Le 14 la malade se sent mieux, mais les mouvements restent impossibles.

On donne de l'iodure à partir du 11 décembre et l'on fait des frictions avec une pommade au collargol sur la région sacrée.

Le 16 la percussion des apophyses épineuses et transverses des vertèbres lombaires est douloureuse.

Le 20 décembre les douleurs ont diminué d'intensité et la malade peut se tourner sur le côté droit.

Le 22 la température est à 39°2. La malade n'est pas

allée à la selle depuis deux jours, la langue est sale, l'haleine fétide, le ventre ballonné. On donne un purgatif et un lavement qui provoquent une selle.

Le 24 on note le maximum des douleurs à la partie inférieure de la région lombaire, avec prédominance à gauche et la présence d'une tuméfaction sur le côté gauche de la colonne lombaire. La constipation persiste malgré l'eau de sedlitz.

Le 2 janvier 1913 un lavement électrique provoque une évacuation abondante.

Les douleurs augmentent le 7 janvier avec une température normale.

A partir du 20 janvier elles diminuent d'intensité.

Une radiographie de la colonne lombaire faite le 21 janvier montre « une opacité très marquée débordant le bord gauche de la colonne lombaire, de la deuxième à la quatrième vertèbre sans déviation ».

Le 22 janvier le séro-diagnostic, qui avait été négatif à deux reprises, devient nettement positif.

Le 27 janvier la pression des apophyses épineuse et transverse de la deuxième lombaire est douloureuse. L'empâtement de la colonne a diminué notablement.

Les réflexes sont à peu près normaux.

Le 27 février la malade sort guérie.

OBSERVATION LXXVI

Al... (Ernest-Jules), canonnier servant au 18ᵉ régiment d'artillerie, 2ᵉ batterie ; profession, sellier.

Entre à l'hôpital le 14 novembre 1911.

Antécédents héréditaires. — Parents bien portants, 2 frères et 2 sœurs bien portantes.

Antécédents personnels. — Pas de maladie dans l'enfance. A eu une adénite sous-maxillaire gauche qui a laissé une cicatrice. A encore un ganglion au-dessous de la cicatrice. Pas de maladies dans l'adolescence.

Entré au régiment au mois d'octobre 1911. Poids à l'incorporation, 64 kilos. Taille, 1 m. 67.

Histoire de la maladie. — Le 12 décembre 1911, Al.. se fait porter malade ; il est souffrant depuis huit jours (maux de tête, diarrhée, inappétence, courbature). Le 13 décembre il entre à l'infirmerie et de là, on l'évacue le 14 sur l'hôpital avec le diagnostic : embarras gastrique.

On le met en observation au service des fiévreux ; puis deux jours après on l'évacue au service des contagieux avec le diagnostic de fièvre typhoïde (hémoculture positive).

La fièvre typhoïde qui a été grave (traces d'albumine selles hémorragiques le 23ᵉ jour, durée de la fièvre : 36 jours) évolue normalement vers la guérison qui est déclarée complète le 3 janvier 1912, au 67ᵉ jour de la maladie. Le poids du malade à cette date est de 52 kilos.

Al..., quitte l'hôpital le 25 janvier 1912 pour aller en congé de convalescence de 45 jours.

A la fin de son congé de convalescence Al..., regagne son corps et on le renvoie à l'hôpital afin de procéder à l'examen bactériologique de ses fèces, le 9 mars 1912.

A ce moment le malade se plaint de douleurs lombo-pelviennes gauches qui ont débuté vers le 5 ou 6 janvier, c'est-à-dire 3 ou 4 jours avant qu'il se lève, à la fin de la maladie. Ces douleurs ont augmenté pendant son congé de convalescence pour devenir telles qu'à son entrée à l'hôpital elles l'obligent à garder le lit. En l'examinant on découvre une zone douloureuse au niveau de ses vertèbres lombaires et on l'évacue le 20 mars 1912 au service des blessés.

Au moment de l'entrée dans ce service on constate qu'il présente de la rigidité de la colonne lombaire avec scoliose légère gauche ; pas de saillie anormale des apophyses épineuses ; les masses musculaires vertébrales sont contracturées et la flexion du rachis est impossible.

Le malade accuse des douleurs spontanées qui partent de la colonne lombaire et contournent la crête pelvienne de chaque côté et des douleurs provoquées par la pression au niveau des vertèbres lombaires. Pas d'irradiations douloureuses dans les membres inférieurs. La réflectivité est normale.

Le traitement institué : (Repos absolu au lit et

A......

......A

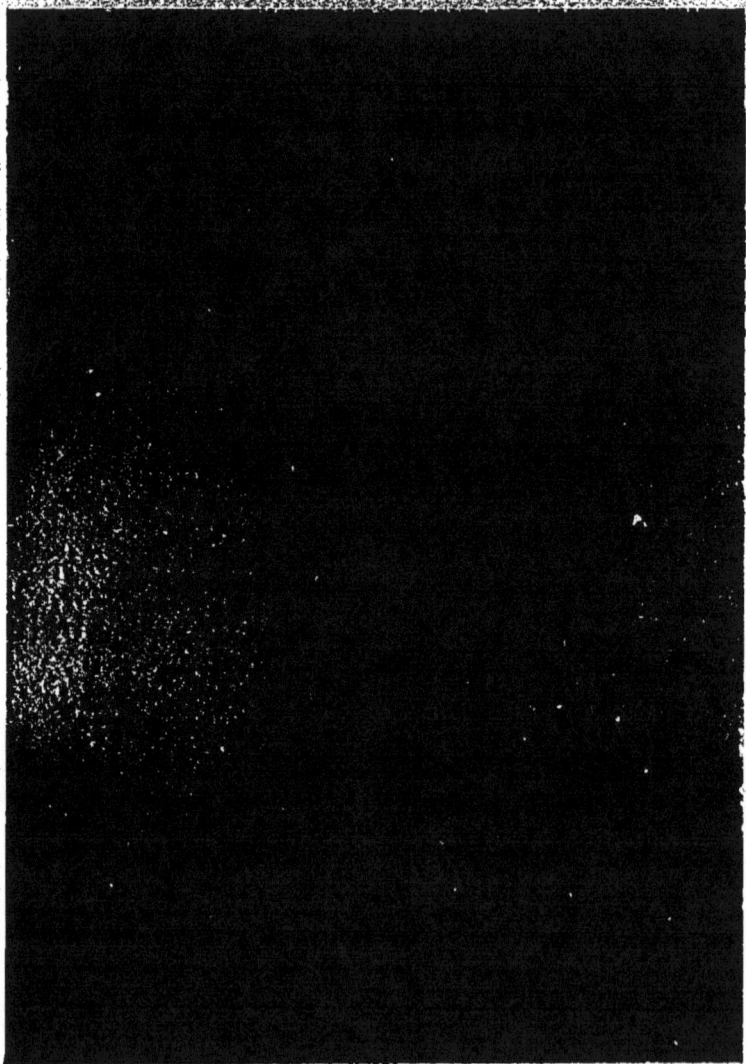

OBSERVATION n° 75. — Al.., canonnier au 18e régiment d'artillerie.
Suivant la droite A A entre la 2e vertèbre lombaire et la 3e, on observe la diminution très notable de l'espace intervertébral et la
formation de jetées osseuses sur les bords de cet espace.

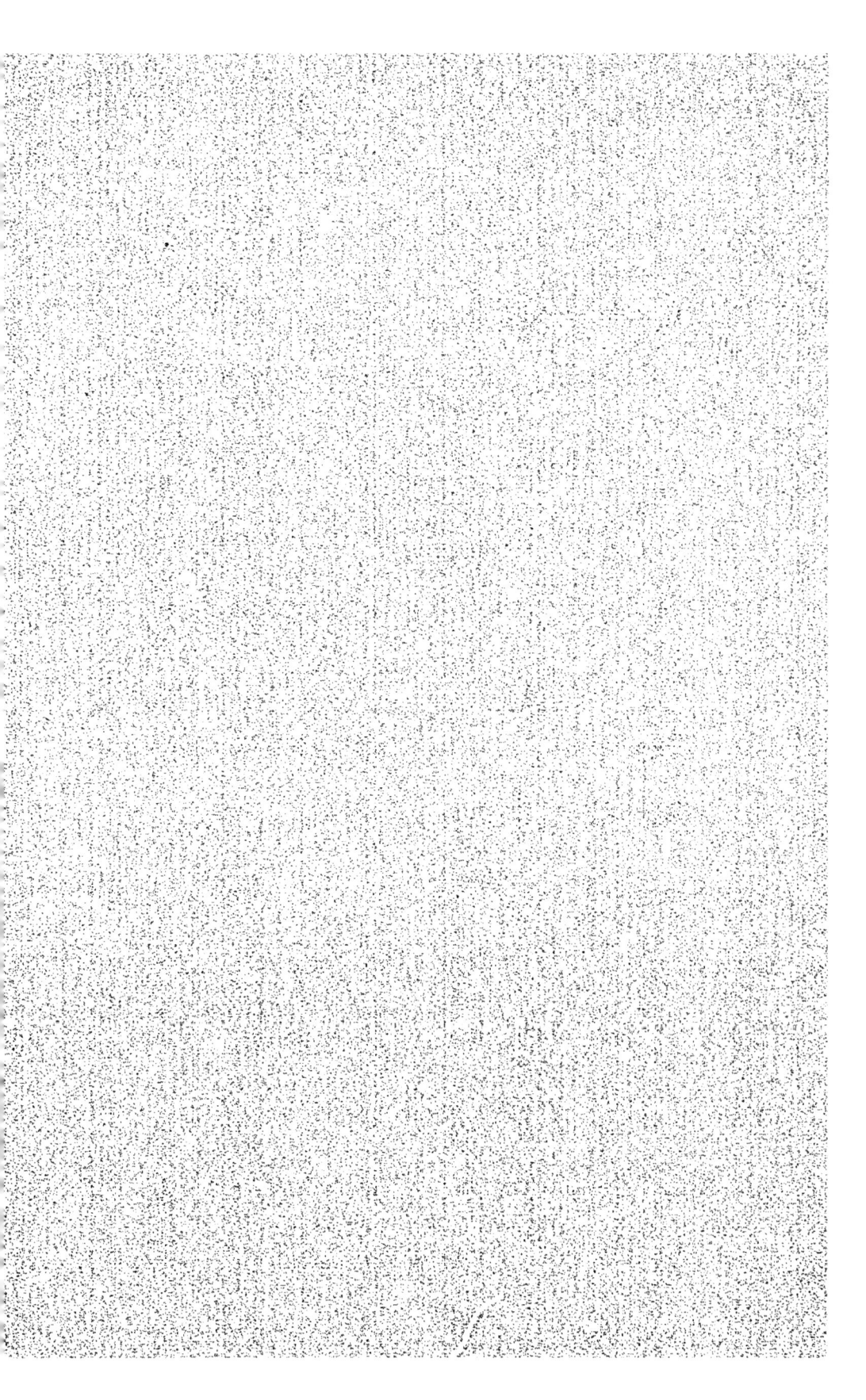

bains de lumière) n'amène aucune amélioration. Au contraire les douleurs vont en augmentant et le malade arrive à ne plus pouvoir bouger (15 avril 1912).

Le 1er mai on applique un corset plâtré immobilisant tout le rachis. Il garde d'abord le lit jusqu'au 28 mai puis commence à se lever. Dès l'application du corset les douleurs ont cessé presque complètement. L'état général est excellent.

Ce corset est gardé pendant 79 jours, c'est-à-dire jusqu'au 20 juillet. On l'enlève à cette date et Al..., reste sans corset, couché dans son lit jusqu'au 2 août. L'application du deuxième corset a été retardée jusqu'à cette date en raison de quelques excoriations produites par le premier appareil plâtré.

Il part le 12 août en congé de convalescence de trois mois porteur de son corset plâtré et pendant ces trois mois continue à se bien porter.

Il rentre le 14 novembre à l'hôpital ; le corset est immédiatement enlevé. La guérison est complète ; la colonne vertébrale est encore rigide, mais le malade ne ressent aucune douleur et les mouvements du rachis sont devenus faciles et très étendus grâce à la mobilité compensatrice des vertèbres sus-jacentes.

OBSERVATION LXXVII

M. de R..., lieutenant de cavalerie, entre à l'hôpital militaire de Toulouse le 10 novembre 1911.

Antécédents héréditaires. — Mère en bonne santé,

père mort à l'âge de 57 ans d'une affection cardiaque ; sept frères ou sœurs bien portants. Pas d'antécédents bacillaires dans la famille.

Antécédents personnels. — Rien à signaler dans la première enfance, sauf une rougeole et une coqueluche et des *embarras gastriques* assez fréquents jusqu'à l'âge de 16 ans (?)

Est sujet à des poussées d'angine aiguë avec fièvre.

A signaler parmi les traumatismes professionnels qu'il a subis un choc violent sur la région sacro-coccygienne en retombant sur la selle pendant une épreuve de concours hippique en mars 1911. La région est restée douloureuse pendant près d'un mois avec un léger œdème.

Ce traumatisme n'a eu cependant aucune suite fâcheuse et M. de R... a pu reprendre l'exercice du cheval et son service à l'escadron, un mois après, sans gêne appréciable.

Vers le 20 juin 1911 il se sent fatigué, se plaint de maux de tête et d'inappétence avec fièvre et le 24 est obligé de s'aliter. Dans les jours qui suivent la température reste élevée (38° le matin, 39° le soir) avec stupeur et léger délire ; état saburral.

Traitement : purgatifs, cryogénine, diète lactée.

Dix jours après apparaissent des taches rosées assez discrètes ; on note du gargouillement dans la fosse iliaque droite et la rate devient perceptible ; état saburral prononcé, haleine fétide. A l'auscultation on constate quelques râles disséminés dans le poumon droit en arrière. Les bains froids sont prescrits.

A partir du 10 juillet, ces't-à-dire à la fin du troisième septénaire, la fièvre commence à diminuer et huit jours après la température est redevenue normale.

Le 20 septembre, après un repos de deux mois en congé de convalescence, M. de R... reprend son service ; il est bien portant, a bon appétit, mais il se plaint d'avoir les « reins faibles ». Se croyant bien guéri, il veut remonter à cheval, mais il est bientôt obligé d'y renoncer en raison des douleurs très vives qu'il ressent dans la colonne lombaire. Les douleurs ne tardent pas à apparaître en dehors de l'exercice du cheval, soit à l'occasion de mouvements, soit même au repos et dans la position couchée. Elles deviennent beaucoup plus vives quand le malade veut passer de la position assise à la station debout.

Un médecin consulté porte le diagnostic de déchirure musculaire et prescrit d'abord des massages, puis des applications chaudes et les badigeonnages de teinture d'iode. Ce traitement n'amène aucune amélioration. Des pointes de feu sont appliquées à plusieurs reprises sans résultat.

Le traitement interne, salicylate de soude, pyramidon, aspirine reste négatif. La station debout et la marche deviennent de plus en plus pénibles, les douleurs lombaires s'irradient parfois dans les membres inférieurs, et vers le 20 octobre le malade est obligé de s'aliter.

Il est évacué le 20 novembre sur l'hôpital militaire de Toulouse.

Examen du malade à l'entrée : M. de R..., est de bonne constitution, sans tare appréciable et l'état général est satisfaisant. Il éprouve d'une manière continue de vives douleurs dans la région dorso-lombaire. On le déshabille non sans difficulté et l'on constate qu'il immobilise complètement sa colonne vertébrale.

Il marche à petits pas, la tête légèrement penchée en avant et immobile. Il ne peut faire aucun mouvement sans éprouver de vives douleurs dans le rachis ; il est incapable de monter lui-même sur son lit, il faut l'y porter avec de grands ménagements en évitant de mobiliser sa colonne vertébrale. À l'examen on ne constate pas de déviation apparente de la colonne vertébrale, mais on note au niveau de la région lombaire gauche une légère tuméfaction dure et douloureuse due à une contracture des masses musculaires vertébrales gauches. Il n'y a pas de troubles de la motilité ni de la sensibilité du côté des membres inférieurs. La douleur reste locale actuellement sans aucune irradiation. La réflectivité est normale.

Le malade est examiné aux rayons X et l'épreuve radiographique montre entre les deuxième et troisième vertèbres lombaires, sur la face latérale gauche du rachis, une érosion du bord de chaque vertèbre

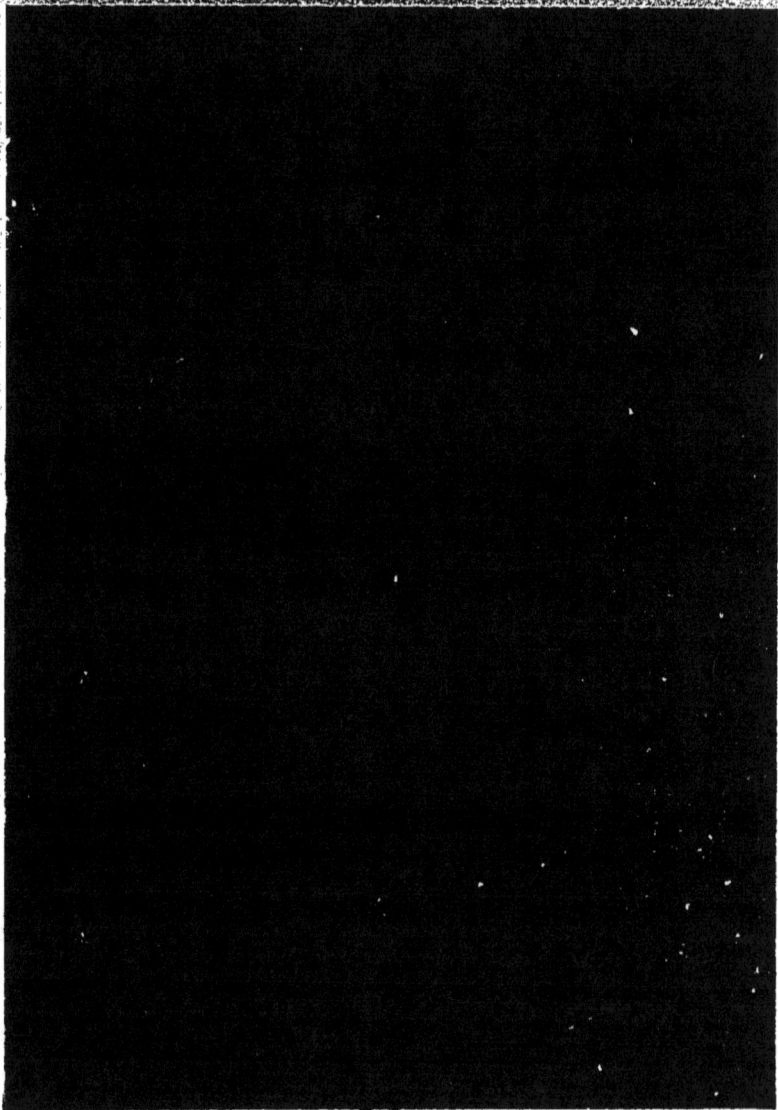

OBSERVATION nº 77. — M. de R... lieutenant de cavalerie, première radiographie prise au début. Suivant la droite A entre la 2e et la 3e vertèbre lombaire, on observe, du côté gauche, une altération du bord supérieur de la troisième vertèbre lombaire et du bord inférieur de la deuxième caractérisée par l'absence de netteté et un aspesct frangé. Une bande opaque en forme de croissant réunit ces deux bords.

avec une ombre en forme de croissant ....ant d'une vertèbre à l'autre.

· La réaction de Widal est positive au 1/50.

Le repos absolu au lit est prescrit avec bains de lumière deux fois par jour. L'amélioration survient assez rapidement et après un mois d'alitement le malade peut sortir de l'hôpital et rentrer à Montauban.

Mais les douleurs ne tardent pas à reparaître plus vives qu'auparavant exaspérées par le moindre mouvement et le 3 janvier 1912 M. de R.... est obligé de rentrer de nouveau à l'hôpital. Il présente les mêmes douleurs, les mêmes troubles fonctionnels avec persistance de la tuméfaction douloureuse au niveau des masses musculaires vertébrales à hauteur de la 2ᵉ lombaire. Deux ponctions faites au niveau de la lésion visible sur la plaque radiographique, restent blanches.

Le 24 janvier 1912, c'est-à-dire quatre mois après le début des accidents un corset plâtré est appliqué immobilisant toute la colonne vertébrale. Les douleurs disparaissent presque aussitôt et l'appareil est conservé jusque en juin, pendant quatre mois.

En juin un deuxième appareil plâtré, semblable au premier, est appliqué et conservé jusqu'en novembre.

Enfin un troisième appareil plâtré est confectionné et gardé de novembre à janvier 1913.

Le traitement par l'immobilisation dans le plâtre a duré, en tout, un an.

En mars 1913 M. de R... peut reprendre l'usage du cheval et depuis cette époque sa guérison s'est mainte-

nue. Il est revu en décembre 1913 et on peut constater
que si la guérison a été obtenue, la colonne vertébrale
est demeurée rigide au niveau des vertèbres lombaires;
mais les vertèbres sus-jacentes semblent avoir acquis
une mobilité compensatrice.

M. de R... monte à cheval, saute à terre et à cheval,
franchit les obstacles sans ressentir aucune douleur.

A .... A

OBSERVATION n° 57. — M. ²e H... lieutenant de cavalerie, deuxième radiographie prise après guérison. Suivant la droite AA entre la 2ᵉ et la 3ᵉ vertèbre lombaire, on voit des jetées osseuses unissant, sur les parties latérales, les deux corps vertébraux. L'espace intervertébral n'a pas diminué de hauteur.

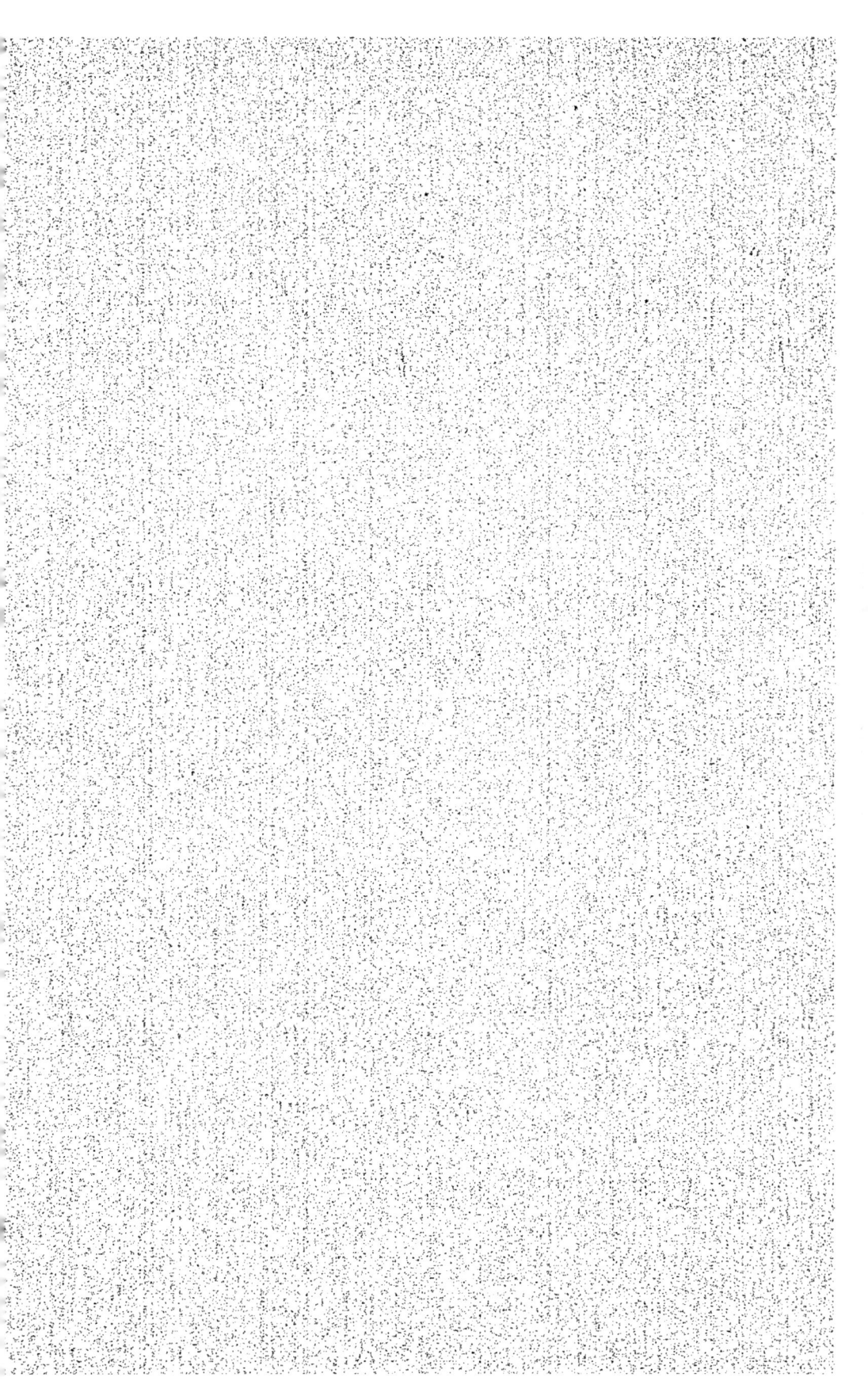

CONCLUSIONS

La spondylite typhique est une complication osseuse
vertébrale de la fièvre typhoïde due très probablement
au bacille d'Eberth, siégeant le plus souvent au niveau de la colonne lombaire.

.˙.

La région lombaire est, en effet, atteinte dans la
majorité des cas. La complication survient au cours
ou pendant la convalescence de fièvres typhoïdes graves ou de moyenne intensité. On peut l'observer, mais
très rarement, après la convalescence ou consécutive-
ment à des formes bénignes de la fièvre typhoïde.

Les hommes sont quatre fois plus exposés que les
femmes à cette complication. On l'observe surtout de
10 à 40 ans.

.˙.

Le premier, le plus constant et le plus important
symptôme est la douleur. Elle reconnaît une double
origine résultant d'une même cause : les lésions rachidiennes. Les désordres inflammatoires des tissus

vertébraux lésés se traduisent par des douleurs osseuses, localisées, profondes, plus ou moins sourdes
(douleurs rachidiennes). Celles-ci, les plus violentes,
insupportables, sont secondaires aux lésions du rachis
et résultent de compression des paires nerveuses
rachidiennes par les tissus voisins enflammés ou de la
propagation du processus inflammatoire aux racines
nerveuses et aux méninges spinales.

En dehors des douleurs, les principaux symptômes
objectifs sont :

1° Des signes ostéo-articulaires (raideur, contracture musculaire, points douloureux osseux) ;

2° Des signes méningo-radiculaires ;

3° Symptômes généraux, fièvre inconstante.

Réaction de Widal toujours positive.

L'examen du sang révèle souvent une hyperleucocytose, dont 84 % de polynucléaires.

Le liquide céphalo-rachidien est normal (Auclair,
Weissenbach) ou hypertendu, hyperalbumineux (Ardin-Delteil).

.•.

L'évolution de la spondylite est habituellement lente.
Elle se fait parfois par poussées . Sa durée moyenne
est de 3 mois à 1 an.

Le plus souvent, elle se termine par résolution :
laissant pourtant après elle une certaine raideur rachidienne.

Le pronostic est donc bénin. La suppuration est exceptionnelle.

.·.

Les lésions étudiées par la radiographie intéressent :

1° Le disque intervertébral : Diminution de la hauteur du disque, Opacification du disque par ossification et synostose, Fusion des vertèbres après disparition totale du disque (tassement) ;

2° Le tissu périvertébral et le périoste des vertèbres : Inflammation et tendance à l'ossification ;

3° Le corps vertébral : Lésions peu importantes.

Ces diverses lésions peuvent manquer dans les formes bénignes à évolution aiguë où tout au moins l'examen radiographique ne les révèle pas à cette période.

.·.

Le diagnostic est basé sur : la notion de fièvre typhoïde antérieure, le caractère des douleurs, la localisation à la région lombaire, les divers symptômes objectifs, la séro-réaction de Widal, l'examen radiographique.

Le traitement de choix est l'immobilisation, soit par le repos au lit, soit, de préférence, par le corset plâtré.

Les médicaments sédatifs de la douleur et les révulsifs se montrent presque toujours inactifs ou insuffisants.

La ponction lombaire ne sera utile que dans le cas d'hypertension du liquide céphalo-rachidien.

Le massage et les exercices de gymnastique modérés seront utilisés pour combattre la raideur rachidienne après guérison, mais avec une grande prudence.

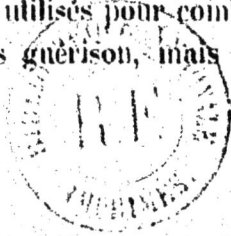

INDEX BIBLIOGRAPHIQUE

ALDRICH (C.-J.-A.). — *Amér. Journ. surg. and. gyne-cology*, 1902-1903, XVI, p. 158.

ARDIN-DELTEIL et M. COUDRAY. — Un cas de spondylite typhique infantile, *Progrès médical*, 12 août 1911, p. 385 (66ᵉ obs.).

ARDIN-DELTEIL, M. RAYNAUD et M. COUDRAY. — *Soc. méd. des Hôp. de Paris*, nᵒ 21, juin 1912, p. 000 (69ᵉ obs.).

— *Journal médical français*, nᵒ 12, 1ᵉʳ décembre 1912.

— *Bulletin méd. de l'Algérie*, 25 février 1913.

ARAPOW (A.-B.). — *Russk. chir. Archives*, Saint-Pétersbourg, 1903, vol. IV, p. 1042.

AUCLAIR (J.) et WEISSENBACH (R.-J.). — *Bull. Soc. méd. des Hôp. de Paris*, octobre 1912 (71ᵉ-72ᵉ obs.).

AUCLAIR, WEISSENBACH et AUBOURG. — *Soc. de radiologie méd. de Paris*, 14 janv. 1913.

AUVRAY et MOUCHET. — *Traité de chirurgie*, ed. 1913, t. XIV, p. 430.

BEHREND (W.). — *Klinische thérapeut. woch.*, 1903, X, p. 51.

Berry (W.-T.). — *Mob. méd. and. surg. Journal*, 1908, XII, p. 215.

Bonardi (E.). — *Clinica medica italiana*, 1901, n° 4, p. 238 (22°-23° obs.).

Boncourt (Paul). — *Gazette des Hôpitaux*, 1896, LXIX, p. 311.

Bonhoure. — Thèse de Paris, 1912.

Cannon (I.-W.). — *Médic. Hérald*, 1903, XXII, p. 483.

Carling (R.) et King (L.-B.). — *The Lancet London*, 23 avril 1910, p. 136 (58° obs.).

Cheinisse. — *Semaine médicale*, 11 novembre 1903, p. 365.

Conner (L.-A.). — *Med. Record*, 1908, LXXIII, p. 668 (51° obs.).

Curtillet (J.) et Lombard (P.). — *Province Médicale*, n° 32, 12 août 1911 (65° obs.).

Custler (E.-G.). — *Boston méd. and. surg. Journal*, 1902, CXLVI, p. 687 (30° obs.).

Duncan (L.-C.). — *Amer. medicine*, 1904, vol. VIII, p. 449 (35° obs.).

Ely (L.-W.). — *Medical Record*, 1902, LXII, p. 960 (31° obs.).

Eskeridge. — *Kansas City med. Index*, 1893.

Favre et Bovier. — *Lyon médical*, 15 avril 1913.

Fichtner. — *Deutsche militärärztliche Zeitschr.*, février 1903 ; *Münch. med. Woch.*, 1899, vol. II, p. 1664.

Früss. — *Centralbl. für den Grenzgeb. der med. und. chir*, 1905, VIII, p. 645.

FORESTIER (H.). — Bull. de la Soc. de méd. de Paris, n° 6, 23 mars 1912, p. 313 (68° obs.).

FRICK (A.). — Intersted med. Journ., Saint-Louis, XVII, nov. 1910, p. 810 (54°, 55°, 56° obs.).

FRIEBERG (A.-H.). — Amer. med., 1902, IV, p. 585.

FRÆNKEL. — Münch. med. Wochenschrift, 8 avril 1902.

— Mitteil. aus den Grenzgeb. der med. und chir., 1903, XI, 1.

FÜSSEL (M.-H.). — New-York med. Journ., 1889, IV, p. 635.

GAUDEFROY. — Thèse de Lille, 1913.

GEORGE. — Trans. of the amer. orthop. assoc., 1889 II, p. 26 (6° obs.).

GIBNEY (V.-P.). — Trans. of the amer. orthop. assoc., sept. 1889, II, p. 19.

— Trans. of the amer. orthop. assoc., 1891, IV, p. 280.

— New-York med. Journal, 1907, LXXXV, p. 726 (1°, 2°, 3°, 4°, 7°, 44°, 45° obs.).

GODDU (L.-A.-O.). — Boston med. and. surg. Journ., CLXII, 26 mai 1910, p. 711 (57° obs.).

HALPENNY (J.). — Surg. Gynecol. and. obst. Chicago, IX, 1909, p. 649 (52° obs.).

HALPENNY et MAC-INTYRE. — The Canad. med. assoc. Journal, vol. 1, n° 2, février 1911, p. 136.

HAMILTON (A.-M.). — Méd. Annal., 1895, p. 150.

HERRICK (J.-B.). — Trans. assoc. amer physic., Philadelphia, 1906, XXI, p. 85 (10°-11° obs.).

Hertz (M.). — Zeit. f. orthop. chirurg., 1900, vol. VIII (21ᵉ obs.).

Josephowitch. — Charkowsky med. Journ., XI, janvier 1911, n° 1.

— Journal de Chirurgie, mai, 1911, p. 525.

— Presse médicale, 6 mai 1911, p. 373 (60ᵉ, 61ᵉ, 62ᵉ, 63ᵉ, 64ᵉ obs.).

Jussel. — B. S. med. Journal, 17 décembre 1889.

Klein. — In dissert Kiel, 1896 (Ostitis typhosa) (15ᵉ obs.).

Klimaszewski. — Dissert Leipzig, 1906.

Kœnitzer. — Münch. med. Wochenschrift, vol. II, p. 1145, 29 août 1899 (17ᵉ obs.).

Kühn (A.). — Münch med. Wochen., vol. XLVIII, p. 926, 4 juin 1901 (27ᵉ obs.).

Labeyrie. — Gazette des Hôpitaux, 1905, pp. 1143 et 1174.

Lance. — Gazette des Hôpitaux, 1911, p. 1018.

Le Breton (R.). — Journal amer. med. assoc., nov. 1907 XLIX, p. 1529 (46ᵉ-47ᵉ obs.).

Lord. — Boston med. and. surg. Journ., 26 juin 1902, p. 689.

Love (A.). — The Glasgow med. Journ., 1906, vol. LXVI, p. 123 (36ᵉ-37ᵉ obs.).

Lowet (R.-W.) et Withington (F.). — Boston med. and. surg. Journ., 29 mars 1900, vol. CXLII, p. 317 (20ᵉ obs.).

Mac-Crae (T.). — Transact. assoc. amer. Phys., Philadelphia, 1900, p. 85 (38ᵉ-39ᵉ obs.).

— *Bul. of. the John Hopkins Hosp.*, xXII, n° 240, mars 1911 (67ᵉ obs.).

MYERS (T.H.). — *Amer. Journ. orthop. surg.*, 1907, V, p. 180 (49ᵉ obs.).

MÜLLER. — *Münch. med. Wochen.*, 1899, II. p. 1661.

NEISSER. — *Deutsche Aerzle Zeitung*, 1ʳ déc. 1900.

NEWCOMET (W.-S.). — *Internat med. mag.*, 1898, VII, p. 597.

OGILVY (C.). — *Journ. amer. med. assoc.*, 1908, LI, p. 406 (50ᵉ obs.).

OSLER (W.). — *John Hopkins hosp. Rep.*, vol. V, p. 315, 1895.

— *John Hopkins hosp. Rep.*, vol. IV, n° 1, p. 73, 1894-95 (8ᵉ, 9ᵉ, 10ᵉ, 11ᵉ, 12ᵉ, 13ᵉ, 14ᵉ, obs.).

PACKARD (G.-B.). — *Amer. Journ. orthop. surg.*, 1908, VI, p. 247.

PAINTER (C.-F.). — *Annals of gyn. and Ped.*, Boston 1899-1900, vol. XIII, p. 179 (18ᵉ-19ᵉ obs.).

PALLARD. — *Revue méd. de la Suisse Romande*, n° 8, 1902 (28ᵉ-29ᵉ obs.).

PEPPER. — *Amer. sept. Book of medicine*, 1889, p. 90.

PETTESOHN (S.). — *Zeitschrift f. orthop. chir.*, 1907-1908, XIX, p. 230.

PHILIBERT. — *Revue d'orthopédie*, n° 5, 1ʳ sept. 1913 (74ᵉ obs.).

POTTER (B.). — *Medical Record*, 17 décembre 1910.

— *Soc. med. des Hôp. de Paris*, n° 20, 30 juin 1910 (59ᵉ obs.).

QUINCKE (H.). — *Mitteil aus den Grenzgebieten der*

med. und chir., 1899, IV, pp. 344 et 1903, XI.
p. 714 (16ᵉ obs.).

QUINCKE et STÖHLER. — Cité par Lance.

ROGERS. — Boston med. Journ., 6 mars 1913.

RUNEBERG (B.). — Finska Lakaresql, Handling, Hel-
singfors, 1909, II, p. 377.

SCHAFFER (N.). — Trans. of the amer. orthop. assoc.,
1889, II, p. 26 (5ᵉ obs.).

SCHANZ. — Archic. für Klinic. chir., 1900, LXI, 1.

SCHMITZ. — Saint-Pétersbourg med. Woche, 1901,
XXVI, p. 254 (24ᵉ obs.).

SILVER (D.). — Amer. Journ. orthop. surg., Philadelphia, octobre 1907, V, p. 194 (48ᵉ obs.).

SIREDEY, Mˡˡᵉ DE JONG et MILLION. — Bull. et Mém,
Soc. méd. Hôp. de Paris, n° 11, 10 avril 1913,
p. 680 (75ᵉ obs.).

STEWARD (P.). — Med. annual, 1904, p. 711.

STUDY (J.-N.). — Med. Record, Vol. XLVI, p. 109,
28 juillet 1894.

SWETT. — Yale med. Journ., XVI, n° 3, nov. 1909.

TAPIE (J.). — Toulouse médical, n° 16, 1ᵉʳ sept. 1913
(73ᵉ obs.).

TAYLOR (W.-J.). — Phil. med. Journ., 1901, VIII,
p. 1134.

TINKER (M.-B.). — Phil. med. Journ., 1900, V, p. 508.

VERDOUX. — Revue d'orthopédie, 1ᵉʳ sept. 1912, p.
405 (70ᵉ obs.).

WEIGEL (L.-A.). — Trans. amer. orthop. assoc., 1902,
XV, p. 190.

WEISSENBACH et BONHOURE. — *Gazette des Hôpitaux,*
1912, n° 128, p. 1775.

WHITE. — *The Journ. of the amer. med.,* LII, 1909,
p. 556 (53° obs.).

WICKERY (H.-F.). — *Trans. assoc. amer. Physic.,*
Philadelphia, 1906, XXI, p. 85 (12° obs.).

WILSON (C.-J.). — *Manchest. med. chronic.,* 1906,
XLIV, p. 280 (43° obs.).

— *The Lancet,* 1909, vol. II, p. 1279.

WINOKUROW (H.-B.). — *Wratsch. Saint-Pétersbourg,*
1901, vol. XXII p. 503 (25°-26° obs.).

WIRT (W.-M.). — *Amer. Journ. of surg. and. gynecol.,* 1902-1903, vol. XVI, p. 158 (32°, 33°, 34°
obs.).

WITHINTON et LOWET. — *Boston med. surg. Journ.,*
29 mars 1900.

Les observations, dont le texte complet ou résumé
est renfermé dans ce travail, sont désignées dans
l'index ci-dessus par leur numéro d'ordre chronolo-
gique ajouté à la suite des indications des auteurs et
des périodiques qui les ont publiées.

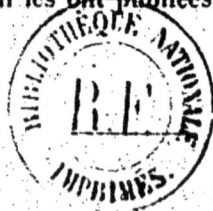

Toulouse. — Ch. DIRION, libraire-éditeur, rue de Metz, 22

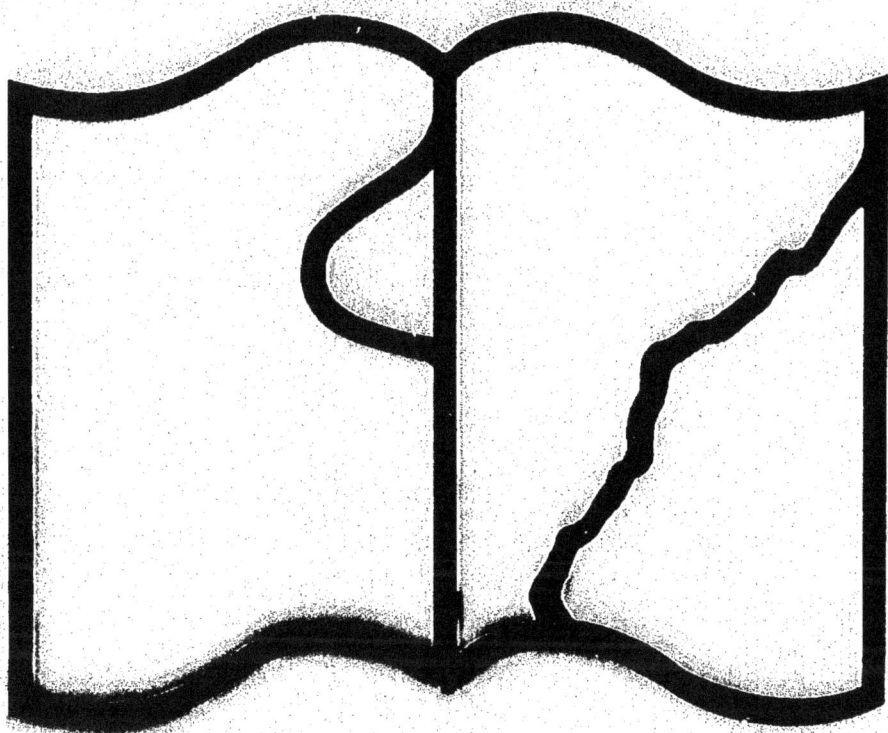

Texte détérioré — reliure défectueuse

NF Z 43-120-11

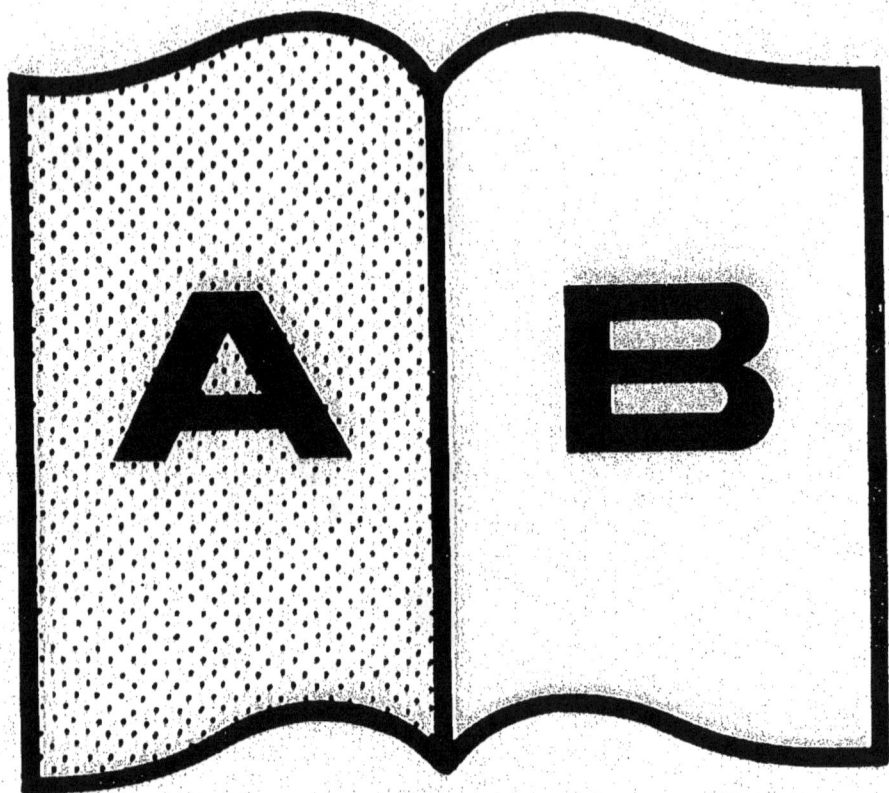

Contraste insuffisant

NF Z 43-120-14

www.ingramcontent.com/pod-product-compliance
Lightning Source LLC
Chambersburg PA
CBHW071857200326
41519CB00016B/4422